BIBLIOTHÈQUE D'HYGIÈNE THÉRAPEUTIQUE

Dirigée par le Professeur PROUST

Hygiène des Diabétiques

A. Proust & A. Mathieu

PARIS

Masson & Cie

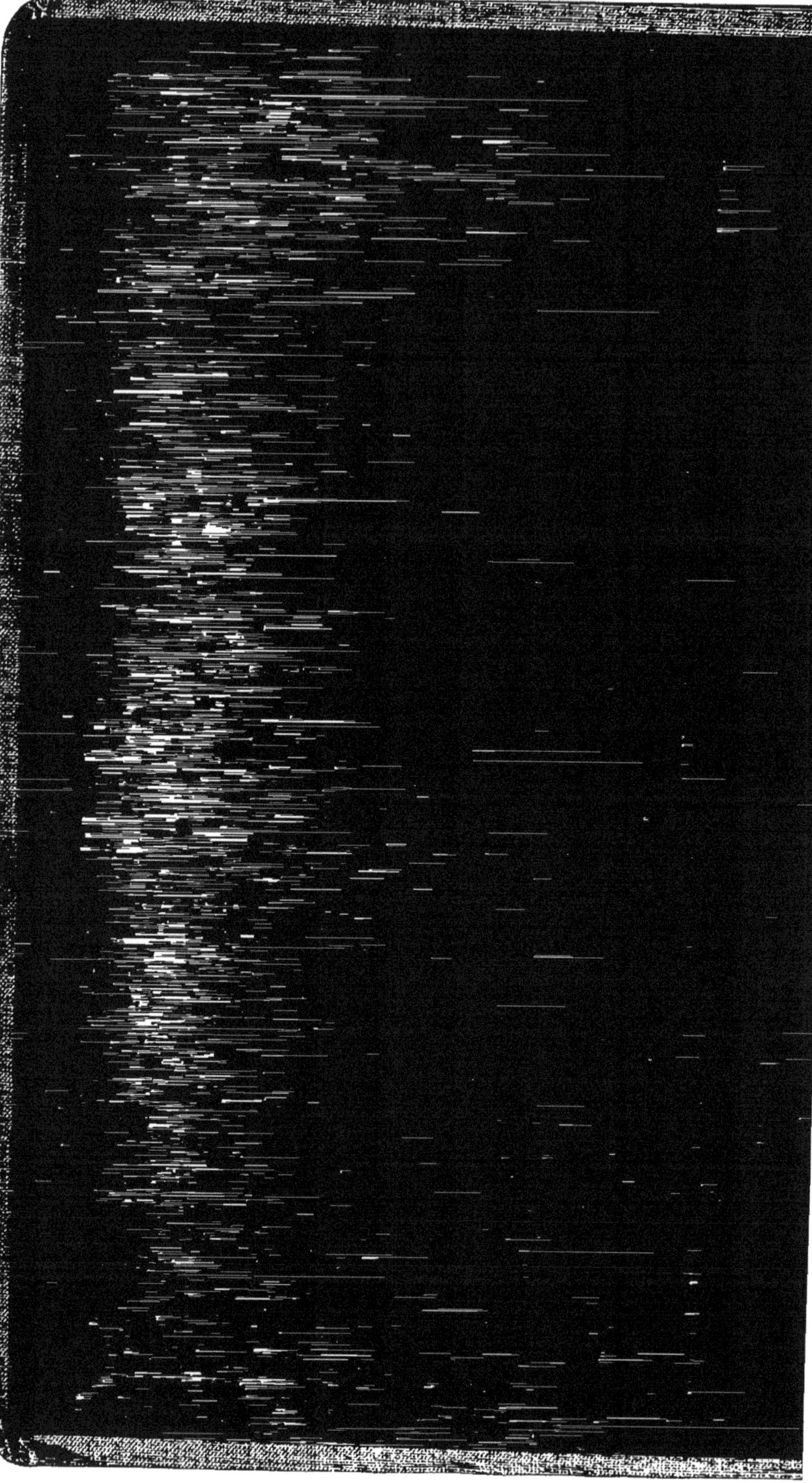

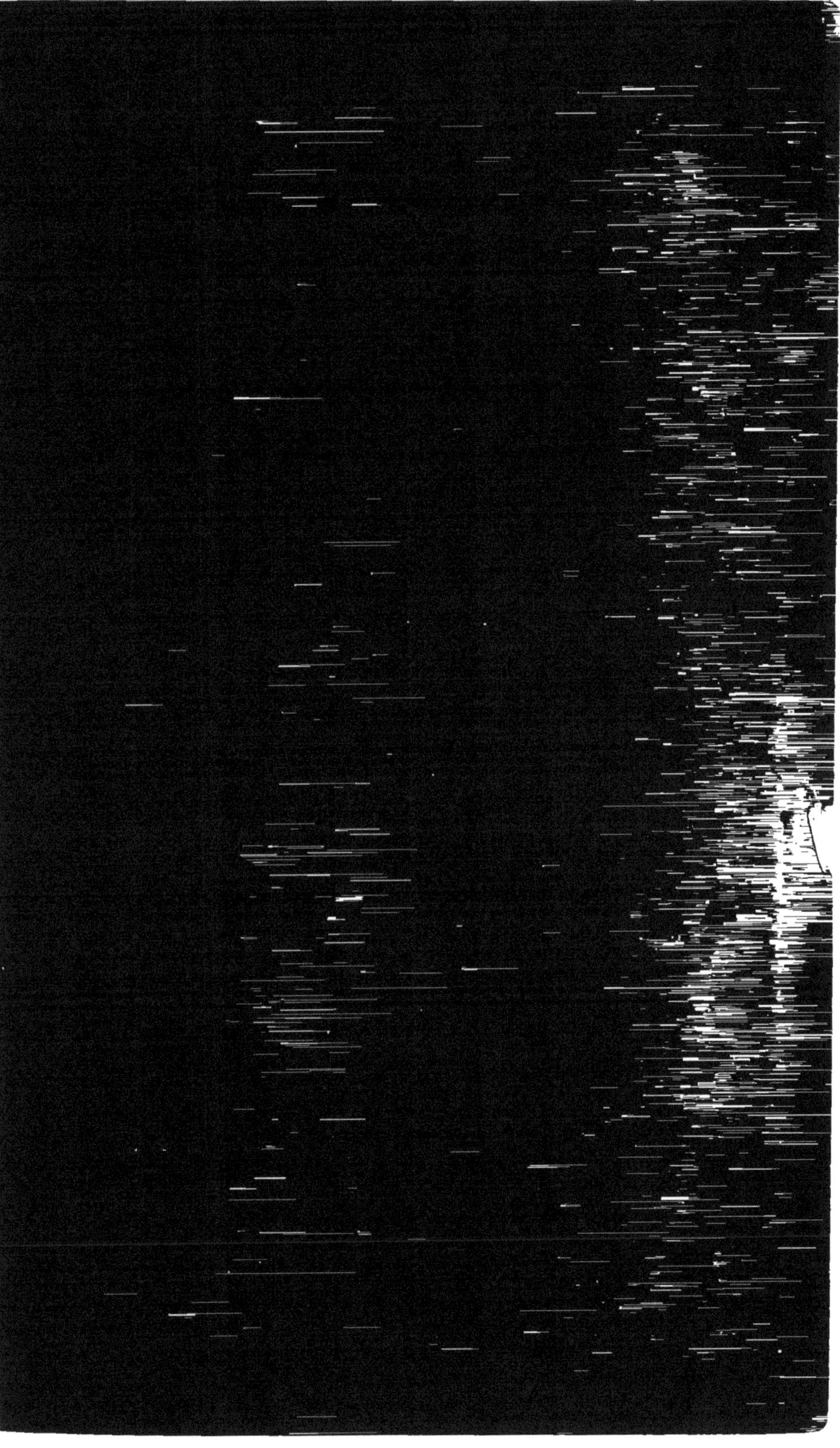

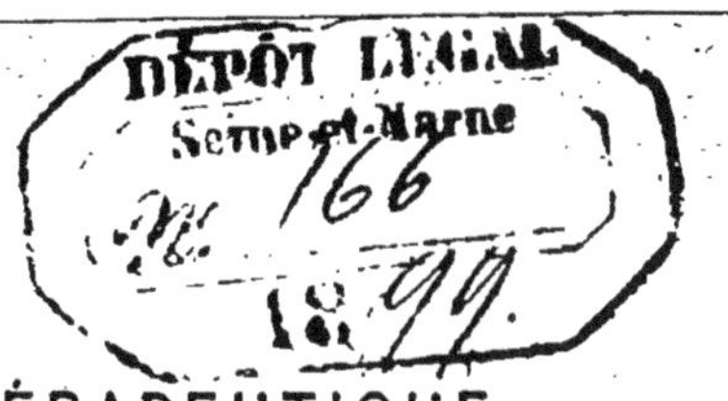

BIBLIOTHÈQUE D'HYGIÈNE THÉRAPEUTIQUE

Dirigée par le professeur PROUST

L'HYGIÈNE DES DIABÉTIQUES

PAR

A. PROUST

Professeur à la Faculté de médecine de Paris
Inspecteur général des Services sanitaires
Membre de l'Académie de médecine
Médecin de l'Hôtel-Dieu

ET

A. MATHIEU

Médecin de l'hôpital Andral

PARIS

MASSON ET Cie, ÉDITEURS

LIBRAIRES DE L'ACADÉMIE DE MÉDECINE

120, BOULEVARD SAINT-GERMAIN

1899

VOLUMES PUBLIÉS OU EN PRÉPARATION :

Hygiène du goutteux (Prof. A. PROUST et Dr A. MATHIEU).

Hygiène des asthmatiques (Dr BRISSAUD).

Hygiène de l'obèse (Prof. A. PROUST et Dr A. MATHIEU).

Hygiène du syphilitique (Dr BOURGES).

Hygiène et thérapeutique thermales (Dr DELFAU).

Les cures thermales (Dr DELFAU).

Hygiène du neurasthénique (Prof. PROUST et Dr BALLET).

Hygiène des albuminuriques (Dr SPRINGER).

Hygiène du tuberculeux (Drs DAREMBERG et CHUQUET).

Hygiène et thérapeutique des Maladies de la bouche (Dr CRUET).

Hygiène et thérapeutique des Maladies du cœur (Dr VAQUEZ).

Hygiène des diabétiques (Prof. PROUST et Dr MATHIEU).

Hygiène des dyspeptiques (Dr LINOSSIER).

Hygiène thérapeutique des maladies de la peau (Dr THIBIERGE).

Coulommiers. — Imp. PAUL BRODARD. — 1046-98.

PRÉFACE

Une longue préface à ce petit volume ne vous paraît nullement nécessaire.

Le diabète sucré n'est pas une maladie uniforme, toujours identique à elle-même. Le traitement hygiénique doit être institué à part non seulement pour chacune des formes du diabète, mais pour chacun des diabétiques en particulier.

La complexité du problème à résoudre nous a empêchés de donner, sous forme de tableau des aliments permis et des aliments défendus, le résumé d'un exposé qui n'est lui-même qu'un résumé succinct.

Du reste, le régime et l'hygiène ne doivent pas se préoccuper exclusivement de faire disparaître le plus complètement possible la glycosurie. On n'arriverait souvent à obtenir sa réduction maxima qu'en exposant les malades à de graves dangers d'auto-intoxication. Il convient d'attri-

buer une part d'attention tout aussi grande à l'état des forces et de la nutrition générale qu'à la déperdition du sucre par les urines.

Le régime et l'hygiène convenables ne seront souvent établis qu'à la suite d'une série de tâtonnements.

Nous nous sommes efforcés de mettre le médecin à même de faire ces tâtonnements successifs avec des éléments suffisants d'information. Nous ne pouvions pas aller plus loin dans la préparation de la besogne qui lui incombe.

En terminant ce préambule, nous devons adresser nos remercîments à M. L. Nattan-Larrier, qui nous a aidés d'une façon très utile dans l'élaboration de ce travail.

HYGIÈNE
DES DIABÉTIQUES

PREMIÈRE PARTIE

CHAPITRE I

Préambule. — Historique.

Il n'est pas très facile de définir brièvement le diabète sucré.

Le passage anormal du sucre dans l'urine ne constitue qu'un de ses éléments symptomatiques, et la *glycosurie* n'est pas tout le diabète.

En effet, dans un assez grand nombre de cas, sous des influences variées, la glycosurie peut apparaître d'une façon passagère, et disparaître dès qu'ont cessé les circonstances qui lui donnaient naissance.

La glycosurie du diabète tend à être plus persistante. Elle s'accompagne souvent d'augmentation de la quantité des urines émises en vingt-quatre heures (polyurie), d'augmentation de la quantité d'urée éliminée (azoturie), d'un accroissement excessif de la soif (polydipsie) et de la faim (polyphagie) d'un amaigrissement plus ou moins accentué, rapide dans les formes graves (autophagie). Dans tous les cas, le diabète est une cause d'affaiblissement pour l'organisme, de moindre résistance vitale, de prédisposition à des affections intercurrentes graves; par lui-même, il amène trop souvent à la mort, soit par l'épuisement de l'organisme, soit par des auto-intoxications particulières.

Historique. — Pendant longtemps, le diabète a été méconnu ou confondu avec la polyurie. En 1674, Willis découvrit le goût sucré des urines. Pool et Dobson démontrèrent que cette saveur était dues à la présence du sucre. Rollo le premier montra l'utilité pour le traitement du diabète d'un régime dans lequel les aliments féculents et amylacés étaient supprimés et remplacés par la viande.

Bouchardat, ayant reconnu la présence du sucre dans le sang d'un diabétique, arriva à cette conclusion que la glycosurie était la conséquence d'une transformation trop rapide des féculents et des sucres alimentaires en glucose ou d'une transformation trop lente du glucose en acide lactique : introduction d'une quantité trop considérable de sucre et de féculents dans le tube digestif, vice d'élaboration dans l'intestin, passage dans le sang, tels étaient les trois éléments pathogéniques du diabète. C'est sur cette conception insuffisante que cet auteur a basé un régime alimentaire qui a servi de type à la plupart des autres régimes et dont les grandes lignes méritent encore d'être conservées.

Avec Cl. Bernard s'ouvre la période physiologique de l'étude du diabète. Il démontre que le glucose existe normalement dans le sang. La digestion des matières féculentes et des sucres fait constamment pénétrer du glucose dans la circulation. Le foie emmagasine les hydrates de carbone au passage sous forme de glycogène, qu'il cède au sang au fur et à mesure des besoins de l'organisme; mais la fonction glycogénique du foie est elle-même réglée par le système nerveux.

Voici comment il comprend la production du diabète : « La glycémie normale correspond à l'équilibre le plus parfait entre les phénomènes nutritifs d'assimilation ou de désassimilation; mais, dès que cet équilibre est rompu, il tend à se rétablir, et aussitôt la glycémie augmente, le foie fonctionne plus activement et fournit plus de sucre : la glycémie exagérée est donc, dans les cas de troubles fonctionnels, un effort, une tendance salutaire de la nature pour réparer les dommages de l'organisme. » On voit donc que

Cl. Bernard considère le diabète non comme la conséquence d'une hyperactivité fonctionnelle du foie, comme on le lui a souvent fait dire, mais comme le résultat d'un trouble primitif de la nutrition générale.

Seegen, en étudiant au point de vue clinique les diverses formes du diabète, distinguait les formes bénignes et les formes graves, les unes dues à un vice d'utilisation des substances hydro-carbonées, les autres à une maladie profonde de la nutrition telle que, quel que fût le régime, l'intensité du diabète restait pour ainsi dire la même.

En 1877, Lancereaux attribua nettement les formes graves du diabète, désignées sous le nom de diabète maigre, à une lésion destructive du pancréas. Il admet, lui aussi, que le diabète sucré n'est pas une unité pathologique, mais qu'il correspond à des états morbides différents. Il distingue trois types de diabète : le diabète gras ou diabète constitutionnel; le diabète traumatique, analogue par sa pathogénie à la glycosurie que Cl. Bernard provoquait par la piqûre du plancher du quatrième ventricule, et le diabète maigre ou diabète pancréatique.

La connaissance des lésions pancréatiques dans le diabète maigre amena une série de recherches sur le rôle du pancréas dans l'évolution du glucose dans l'organisme et sur la pathogénie du diabète. Nous devons citer ici les noms de von

Mering et Minkowski, de de Dominicis, de Lépine, Hédon, Thiroloix, qui ont mis en relief les conséquences de l'ablation du pancréas chez les animaux.

L'observation clinique montrait d'autre part chez le même individu ou chez des individus différents, mais appartenant à la même famille, les relations étroites de la goutte, du diabète, de l'obésité, de la gravelle urique, du rhumatisme chronique, des névroses. La goutte et le rhumatisme étant considérés comme les chefs de file de cette série morbide, on a donc admis un diabète d'origine arthritique. Bouchard, qui a plus que tout autre contribué à établir cette conception, a rapporté la série morbide tout entière à un vice préalable de la nutrition d'origine héréditaire, représenté le plus souvent par un retard particulier des oxydations organiques, par un ralentissement préalable des échanges vitaux. La chimie a cherché à caractériser et à expliquer cette perversion de la nutrition. Elle a analysé les aliments à leur entrée, elle a dosé les déchets organiques dans les matières fécales, dans les urines, dans les gaz expirés. Ces analyses, encore en trop petit nombre malheureusement, ont été faites soit chez l'homme atteint de diabète spontané, soit chez les animaux rendus diabétiques par l'extirpation du pancréas.

C'est une phase nouvelle de l'histoire du diabète qui vient de s'ouvrir. Dès maintenant on peut admettre que le pancréas et le foie ont une action non seulement sur l'élaboration du sucre d'origine alimentaire, mais encore sur son utilisation dans l'intimité des tissus. Il n'y a donc pas de diabète purement hépatique ou purement pancréatique : toujours il intervient une viciation générale de la nutrition organique, qu'elle soit primitive ou secondaire. Ainsi s'éclairent d'une lueur qui deviendra bientôt une vive lumière — on peut du moins l'espérer — les relations démontrées par la clinique entre le diabète gras et le diabète pancréatique ; ainsi s'expliquent les formes de transition du diabète gras au diabète maigre.

CHAPITRE II

Description. — Formes cliniques.

Il est facile d'opposer l'une à l'autre les deux formes extrêmes du diabète, le diabète gras et le diabète maigre.

Dans le diabète gras, l'évolution est lente, l'état général se maintient pendant longtemps, quelquefois même indéfiniment; il y a souvent des intermittences dans l'évolution de la maladie, la glycosurie disparaît ou diminue pendant des périodes plus ou moins prolongées. La mort peut survenir, mais tardivement ou sous l'influence de complications.

Dans le diabète maigre, pas de rémission, pas de répit, un amaigrissement rapide progressif, une polyurie et une glycosurie intenses, et comme terminaison, la mort à bref délai, ou parfois en quelques années.

Entre ces deux formes extrêmes il est des formes de passage qui amènent une variété très grande dans le tableau des cas individuels.

Nous allons commencer par esquisser la description clinique du diabète gras : c'est lui qui nous intéresse le plus, parce que c'est sur lui que peut avoir prise le traitement hygiénique qui demeure impuissant dans le diabète maigre.

Diabète gras. — La description clinique du diabète met naturellement en relief diverses formes de la maladie ; mais si ces types semblent d'abord s'opposer les uns aux autres, on doit pourtant se souvenir qu'ils sont réunis entre eux par des transitions insensibles et que bien rarement ils existent dans toute leur pureté. Un des syndromes les mieux établis est pourtant celui du diabète gras arthritique. Il s'agit le plus souvent, au moment même où la maladie se révèle, d'un individu jouissant, en apparence du moins, d'une santé florissante. Il possède souvent une corpulence remarquable, il se félicite de son vigoureux appétit, ne s'inquiète pas de sa soif qui lui paraît être la conséquence de sa polyphagie persistante. Mais, à l'interroger mieux, on reconnaît que le diabétique, est malgré son état apparent, atteint d'une maladie chronique pleine de menaces pour l'avenir.

Son hérédité est souvent chargée, il fait manifestement partie de la grande famille des arthritiques ; souvent on apprend que son père était un diabétique, un polysarcique, un goutteux, que sa mère avait eu des coliques hépatiques. D'autres fois, chez ses ascendants ou ses collatéraux, se rencontrent des états névropathiques plus ou moins accentués. Lui-même n'a pas été sans éprouver dès son enfance les premiers effets de la diathèse. Il a eu des douleurs articulaires, des migraines, de l'eczéma et parfois même il a déjà souffert de la gravelle, de la lithiase biliaire lorsque le diabète apparaît pour la première fois. Son enfance a pu être marquée par un signe plus important encore; il existe quelquefois, suivant Lancereaux, une obésité précoce, qui, chez l'enfant issu de souche diabétique ou arthritique, peut être dès longtemps à l'avance le signe avant-coureur d'un diabète qui évoluera dans une période ultérieure. L'obésité du diabétique n'est pourtant pas habituellement une obésité du jeune âge, et c'est vers vingt-cinq ou trente ans qu'elle apparaît le plus souvent.

Le début du diabète restera donc forcément silencieux. Aussi Lasègue a-t-il pu dire : « Il n'y a pas d'histoire de diabétique au début honnêtement et sincèrement écrite ; de diabète confirmé, oui ; — de diabète au début, non. »

A moins d'être averti par les menaces de l'hérédité, on ne pense guère au diabète qu'au moment où survient cette série d'accidents que l'on a groupés sous le nom de signes prémonitoires. Si bénins qu'ils soient, ils indiquent cependant toutefois une diminution marquée de la vitalité.

Les uns résultent d'une résistance moindre aux

diverses infections ou intoxications : les suppurations cutanées, le furoncle, l'anthrax, la gingivite, la balanite, la vulvite. Les autres traduisent l'affaiblissement général, l'amoindrissement de l'innervation : fatigue cérébrale, faiblesse musculaire, impuissance; d'autres enfin traduisent plus particulièrement la perturbation profonde des échanges, la déshydratation de l'organisme : augmentation morbide de l'appétit et de la soif. Dès que l'attention est éveillée par l'existence de quelque signe suspect, surtout chez un sujet que menace une hérédité plus ou moins chargée, on doit procéder à l'examen de l'urine.

Pendant toute la première période du diabète gras, les phénomènes urinaires sont souvent irréguliers, variables, sinon d'un jour à l'autre, tout au moins d'une période à une autre.

La *polyurie*, premier symptôme qui, à la période historique de la maladie, ait attiré l'attention des observateurs, est souvent encore aujourd'hui le premier signe qui éveille l'inquiétude du malade. La fréquence et l'intensité des besoins augmentent et le malade est obligé de se lever la nuit pour uriner; en même temps il remarque déjà que la miction est suivie d'une sensation de prurit au niveau du méat; les urines laissent une tache blanchâtre pulvérulente sur les vêtements qu'elles viennent à souiller. La polyurie n'atteint pas une extrême intensité dans la forme de diabète qui nous occupe en ce moment : une quantité supérieure à 4 ou 5 litres est exceptionnelle, tandis que dans le diabète maigre cette mesure est souvent dépassée. Les anciens auteurs avaient pensé que la quantité d'urine éliminée dépassait la somme des liquides absorbés ; on sait aujourd'hui que la polyurie est proportionnelle à la polydipsie et que, en règle générale, la quantité d'eau éliminée par le rein ne dépasse pas celle absorbée par les voies digestives. On doit pourtant se rappeler que l'eau alimentaire ne comprend pas seulement l'eau ingérée en nature, mais aussi l'eau contenue dans les aliments solides. Enfin la polyurie du diabétique ne consiste pas seulement en une augmentation de la quantité des urines, il y a modification dans l'ordre des maxima d'élimination. Tandis que, normalement, le maximum d'élimination d'eau survient dans les trois heures qui suivent le repas, chez le diabétique cette élimination perd de sa netteté et de sa précocité. De même le rapport entre l'élimination diurne et l'élimination nocturne mérite d'être précisé : « A une époque peu avancée du diabète, dit Lecorché, alors que la glycosurie cesse encore après la suppression des féculents, on constate, comme l'ont fait Kutz et Falk, entre autres, que l'excrétion urinaire a de la tendance à augmenter la nuit, surtout lorsque l'alimentation est exclusivement azotée, mais jamais elle ne surpasse celle du jour. A une époque plus avancée les résultats sont différents suivant que l'alimentation est azotée ou féculente. Si elle est féculente, le volume diurne continue à l'emporter sur la sécrétion nocturne et les maxima de l'excrétion correspondent, comme dans le cas précédent, à l'heure des repas. Si l'alimentation est azotée, c'est la nuit que le malade urine le plus ; la quantité d'urine est notablement supérieure à celle qu'il rend pendant le jour. »

En règle générale, on peut dire qu'il existe une proportion entre la polyurie et la glycosurie (Bouchard); pour 50 à 150 grammes de sucre par jour la quantité d'urine est de 3 à 4 litres; au-dessous de 50 grammes elle reste à 2 litres et demi environ ; au-dessus de 150 grammes la quantité des urines peut atteindre de 4 à 25 litres. Mais on ne doit pas oublier qu'il existe des diabètes sucrés où, malgré une glycosurie intense, la quantité des urines reste modérée, tandis que, dans d'autres cas, une polyurie marquée peut correspondre à une quantité minime de sucre.

La *glycosurie* du diabète gras possède souvent un début hésitant ; elle peut d'abord se montrer, puis disparaître pour renaître à nouveau. C'est qu'alors la glycosurie dépend en grande partie du régime alimentaire. Au cours d'une même journée, l'élimination du sucre ne se maintient pas à un taux constant. Elle est plus abondante le jour que la nuit, elle augmente progressivement pendant les deux ou trois heures qui suivent le repas (Seegen); six ou sept heures après, le sucre tombe à sa quantité minima. Il peut même disparaître à ces périodes intermédiaires. Ainsi l'évolution de la glycosurie nous fait concevoir diverses périodes et diverses formes du diabète gras : 1° le sucre urinaire est en relation directe avec l'alimentation, un régime approprié pourra le faire disparaître; 2° l'élimination du sucre dépend du régime alimentaire mais persiste hors les périodes de repas; le régime agira, mais ne parviendra pas à entraver la glycosurie; 3° le sucre devient plus abondant la nuit que le jour; le régime est impuissant : c'est la forme grave de Seegen. Enfin, à une période terminale, le sucre peut disparaître des urines, « non parce qu'il est mieux utilisé par les tissus, mais parce que la détérioration de l'organisme ou la fièvre s'opposent à la formation du glycogène ».

L'étude de l'*azoturie* mérite de venir immédiatement à côté de celle de la glycosurie.

Il ne faut pas croire cependant, comme on a eu tendance à le faire, que tous les diabétiques éliminent une quantité exagérée d'urée. Sur 100 diabétiques, Bouchard, en a trouvé 46 éliminant une quantité normale d'urée, 41 azoturiques et 13 hypoazoturiques. Chez près de la moitié des diabétiques, avec une ration d'entretien ordinaire, le chiffre de l'urée est normal. Parmi les diabétiques azoturiques, il en est qui instinctivement augmentent leur ration alimentaire ; d'autres gardent leur régime habituel. Chez ces derniers, la consomption s'établit et alors l'azoturie ne peut être attribuée qu'à une désassimilation exagérée. C'est seulement chez les diabétiques azoturiques et polyphagiques qu'on pourrait se demander si l'azoturie n'est pas la conséquence de la polyphagie. Or, chez ces malades, le retour au régime commun, tout en diminuant l'urée, n'empêche pas l'élimination de rester excessive. Chez eux, l'azoturie est donc engendrée par une désassimilation exagérée, et si la consomption ne se produit pas, c'est que la polyphagie compense l'azoturie. Mais si le diabétique perd l'appétit ou si son tube digestif s'altère, l'azoturie cesse d'être masquée par la polyphagie, le diabétique maigrit. « Bouchard n'a jamais dit, comme on l'a prétendu, que l'existence ou l'absence de l'azoturie expliquait le diabète maigre et le diabète gras, puisqu'il a constaté que, chez la moitié des diabétiques obèses, l'urée est normale ou diminuée. Mais, d'autre part, il a montré que l'azoturie a une influence sur la production de l'amaigrissement et de la consomption, puisque l'amaigrissement s'observe chez le tiers des diabétiques azoturiques, tandis qu'elle ne survient que chez le cinquième des diabétiques pris en général [1]. »

1. Le Gendre, *Traité de médecine*, 2e édit., t. I, p. 487.

En résumé : « L'azoturie n'appartient pas à tous les cas de diabète, ni à une forme particulière de diabète; mais elle est une complication toujours imminente chez tous les diabétiques; il faut la soupçonner et la reconnaître, afin de pouvoir la combattre dès qu'elle se produit. »

Nous avons tenu à citer ce passage en entier parce qu'il expose bien l'opinion de Bouchard sur une question importante pour la constitution du régime des diabétiques. Les observateurs qui, plus récemment, ont étudié les échanges azotés par le dosage de l'azote à l'entrée et à la sortie sont du reste parvenus à des résultats identiques. Von Mering déclare que « l'élimination exagérée de l'azote, c'est-à-dire la désassimilation exagérée des substances albuminoïdes, n'est pas un phénomène obligatoire du diabète sucré, mais que, au contraire, même dans les cas graves, les échanges azotés ne sont pas augmentés » [1]. Il n'y aurait destruction exagérée des substances albuminoïdes que dans les cas très graves, à la veille de complications, telles que le coma.

On comprend toute l'importance qu'ont ces données pour l'établissement du régime des diabétiques, chez lesquels il importe de toujours couvrir la dépense de l'organisme en azote.

A côté de ces caractères fondamentaux de

1. Von Mering, *Handb. der Speciellen Therapie inneren Krankheiten*, 1895.

l'urine diabétique s'en placent d'autres d'un intérêt bien moindre. La densité, malgré la polyurie, reste toujours supérieure à la normale; variable avec le régime alimentaire, elle dépend dans une large mesure de la quantité de sucre tenue en solution dans l'urine. L'acide urique est fréquemment augmenté dans les urines des diabétiques; les chlorures dus à l'alimentation le sont presque constamment. La phosphaturie parfois très intense présente plus d'intérêt; elle s'associe fréquemment, suivant Bouchard, à l'azoturie.

Revenons maintenant sur le tableau clinique que présente le diabète gras à sa période d'état.

L'obésité, qui a pu être précoce ou apparaître seulement vers la quarantaine ou même la cinquantaine, est plus ou moins marquée. Son degré n'est pas en rapport constant avec l'intensité du diabète, et le taux de la glycosurie. Elle finit souvent par disparaître, et le diabétique maigrit, soit sous l'influence des progrès mêmes du diabète, soit par le fait de la tuberculose, à laquelle il n'est pas très rare qu'il succombe après un temps plus ou moins long.

A la première période, le diabétique gras avait un sort enviable; il se sentait fort, vigoureux, plein d'appétit. Plus tard la faiblesse musculaire se fait sentir et la fatigue se montre, hors de proportion avec le travail fourni; quelquefois il survient un véritable état neurasthénique.

La *polyphagie* apparaît surtout à la période d'état de la maladie : mais elle est assez inconstante quelle que soit la gravité de la maladie. Son développement est souvent progressif, mais rares sont les cas ou elle devient d'une extrême intensité, où elle prend l'apparence d'une véritable boulimie.

La *polydipsie* est un symptôme d'une fréquence et d'une netteté bien plus grandes. Une soif impérieuse tourmente le malade, et il ne cesse de s'en plaindre. La bouche devient sèche, la déglutition et la parole sont difficiles : le malade boit avec avidité, s'en tenant d'ailleurs le plus souvent à l'eau, mais essayant pourtant assez fréquemment de soulager sa soif par des liquides alcooliques ; aussi la cirrhose n'est-elle pas rare chez ces malades. La soif est plus intense la nuit. Elle serait en rapport avec l'alimentation (Bouchard), plus marquée avec un régime féculent, elle est moins intense avec un régime mixte et diminue encore avec la diète carnée.

Pendant toute cette période, le diabétique arrivera par un régime et une hygiène appropriés à trouver son équilibre nutritif. Puis la glycosurie, qui, depuis longtemps, sous des influences diverses, augmentait ou diminuait, s'accroît définitivement et entraîne avec elle le tableau classique de la maladie. Cette période d'état peut, grâce à des précautions infinies, durer encore longtemps. Elle se termine quelquefois par la cachexie qu'amène l'autophagie diabétique. Arrivé à cette période de sa maladie, le diabétique devient aisément la proie des infections microbiennes, des auto-intoxications même, à moins qu'il ne succombe aux lésions artérielles, rénales ou cardiaques dont il est si souvent atteint.

La durée du diabète gras comprendrait la vie presque entière si on voulait en faire remonter l'origine à l'apparition des premiers troubles de la nutrition; il s'agit d'une affection chronique dont l'évolution régulière pourrait être d'une extrême lenteur, atteindre vingt ou trente ans si l'apparition d'un accident ne venait brusquement en interrompre le cours.

Telle est l'évolution de la forme classique du diabète gras; il s'en faut pourtant de beaucoup que cette description soit juste dans tous les cas. Tantôt le diabète sera atténué, tantôt il sera au contraire aggravé, de telle sorte que s'il existe des cas où la glycosurie paraît seulement compliquer les manifestations générales de la diathèse arthritique, il en est d'autres où il semble y avoir une transition insensible entre le diabète gras et le diabète maigre. Dans le premier groupe de faits, nous citerons ces cas où chez un goutteux avéré, chez un obèse, chez un lithiasique, à la suite d'un surmenage moral ou physique, on voit survenir la polyurie et la glycosurie. On serait disposé quelquefois à penser qu'il s'agit d'une simple glycosurie nerveuse, si on ne savait qu'un diabète réel peut succéder à ces accidents en apparence sans importance. Dans d'autres exemples, il s'agit d'un diabète très léger, accompagné de signes fonctionnels réduits au minimum ; mais la maladie est susceptible de subir des exacerbations brusques ou de se compliquer des accidents les plus graves, dus soit aux auto-intoxications, soit aux infections microbiennes.

Diabète maigre. — En face de ces diabètes gras atténués, et s'opposant à eux par l'intensité de ses phénomènes, se place le diabète maigre, que Lancereaux a voulu plus nettement encore distinguer du diabète gras arthritique en lui donnant le nom de diabète pancréatique. Au premier aspect, tout semble en effet distinguer ces deux formes du diabète : l'apparition de la maladie chez un individu indemne en apparence de toute tare arthritique héréditaire, la rapidité de son établissement, la brièveté de son évolution, la gravité de ses symptômes, tous ces traits sont la marque de l'intensité du processus morbide; suffisent-ils, joints même aux données confuses et incomplètes de l'anatomie pathologique, pour créer de toutes pièces un type pathologique? c'est ce que nous verrons dans un chapitre ultérieur. Cette question, toute théorique qu'elle puisse paraître, ne doit pas être négligée. Si le diabète « pancréatique » est une affection univoque, spécifique, fatale, le régime et l'hygiène y tiendront une bien moins large part que dans le diabète gras arthritique : reconnaître la maladie, ce sera déjà désespérer du traitement. A la discussion d'une telle question se trouveront donc également attachés le pronostic et le traitement.

Le début de la maladie est essentiellement différent de celui du diabète gras, du moins si l'on s'en tient aux formes typiques sur lequelles se fondent les descriptions classiques. Tandis que dans le diabète gras la maladie semble même exister avant qu'aucun de ses symptômes cardinaux ne soit définitivement établi, ici, au contraire, l'affection débute brutalement, souvent sans qu'aucun accident ait semblé en précéder l'évolution. Parfois même la maladie succède à un état de santé parfait, se montre d'emblée avec tous ses symptômes, et le malade pourra préciser le jour où sa santé a été brusquement ébranlée. C'est sur l'existence de cette modalité de début que Thiroloix s'appuie lorsqu'il reconnaît dans le diabète l'intervention d'un élément nerveux qui vient par une inhibition centrale arrêter le fonctionnement du pancréas, organe qui, quelque défectueux que fût son jeu, suffisait encore aux besoins de l'organisme. Mais le début ne se fait pas toujours ainsi. Parfois il existe des symptômes où l'on peut très nettement reconnaître l'intervention d'une lésion pancréatique : coliques épigastriques, vomissements, diarrhée rebelle, amaigrissement rapide sans cause apparente. Quelquefois et même plus souvent, c'est un signe fonctionnel qui marque le début de la maladie, une impuissance subite et complète par exemple ; mais en général le diabète maigre est mieux caractérisé par l'absence de tout prodrome que par la singularité de ses signes prémonitoires. Ainsi on verra d'abord soit une période d'essai pendant laquelle les accidents, très intenses déjà, n'atteignent pas encore toute l'acuité qu'ils auront plus tard, soit une période d'état qui d'emblée s'installe sans que l'avenir doive en atténuer les dangers menaçants.

Dans la forme ordinaire c'est la polydipsie qui se montre la première ; la soif est atroce, insupportable, irrésistible : la bouche est sèche, elle est le siège de sensations subjectives désagréables. Dès le début, le malade prend 3 à 4 litres de liquide au cours de la journée, mais il essaie encore d'étancher sa soif en buvant du vin, de la bière, du lait : plus tard l'eau seule pourra le satisfaire ; il en prendra une quantité considérable, plus de 5 litres en général, parfois de 12 à 15. Cette soif est d'ailleurs plus intense la nuit ; elle se calme à la période terminale, alors que tous les symptômes s'atténuent et que la cachexie définitivement établie va bientôt se terminer par la mort.

La polyurie se montre après la polydipsie (Lapierre). La quantité des urines, d'abord égale à celle des boissons, la dépasserait bientôt de plusieurs litres. Surtout marquée pendant la nuit, elle atteint un taux considérable : 5 à 7 litres sont des chiffres moyens, mais on peut citer des exemples où la polyurie atteignit 10 à 15 litres.

La coloration de cette urine est pâle, légèrement jaunâtre; elle laisse des traces sirupeuses ou blanchâtres sur le linge et les vêtements; son émission s'accompagne souvent d'une sensation de prurit insupportable. La densité est bien supérieure à la normale : on a parfois trouvé un chiffre dépassant à 1040 ou 1050.

La glycosurie ne suit pas une marche hésitante comme dans le diabète gras; on ne voit pas ici une période où le sucre apparaît pour un temps, puis disparaît ensuite; dès que la maladie se montre, la glycosurie existe et persiste; quelle que soit la rigueur du régime, elle se maintient toujours, et si une erreur d'alimentation l'accroît encore, aucune restriction alimentaire ne la fait jamais disparaître. A la période tout à fait terminale, parfois un mois avant la mort, elle cesse brusquement; une telle modification ne doit pas faire concevoir de nouvelles espérances; elle est, au contraire, l'indice d'une fin prochaine. L'analyse des urines montre une quantité de sucre considérable; 50 à 60 grammes par litre, et 300 à 400 grammes par jour sont des chiffres ordinaires. Mais on a vu la glycosurie dépasser notablement ce taux, on a signalé 1000 et 1200 grammes ; ces chiffres sont absolument caractéristiques ; joints à la cachexie, ils suffisent pour permettre d'établir le diagnostic de diabète maigre à évolution rapide.

L'azoturie du diabète gras a fait l'objet de quelques discussions : niée par certains auteurs, considérée par d'autres comme alternant avec la glycosurie, l'azoturie précoce et intense est admise aujourd'hui par tous et elle ne constituerait pas un des moindres caractères de la maladie. L'augmentation de l'urée, constante pour Lancereaux, atteindrait une intensité extraordinaire : Harnack a constaté 124 grammes et Seegen 66 chez un de ses malades. Une dénutrition aussi rapide ne va pas sans entraîner une extrême polyphagie ; mais cette polyphagie est rarement aussi intense que la sensation de soif ; son évolution est même irrégulière et elle peut disparaître pendant des périodes plus moins longues pour reparaître ensuite avec une nouvelle intensité. On a prétendu que, du moins au début, les malades manifestaient une préférence marquée pour les aliments féculents : si un tel fait peut parfois être constaté, il paraît bien inconstant, et le plus souvent c'est la quantité des aliments plutôt que leur qualité que le malade recherche.

A une période avancée de la maladie, en même

temps que l'appétit diminue, on voit survenir parfois la diarrhée : dans quelques cas très rares on a constaté alors l'existence de selles graisseuses et décolorées (Lanceraux) ; dans d'autres cas non moins rares, on aurait trouvé une quantité considérable de fibres musculaires non attaquées par la digestion (Friedreich).

On conçoit aisément qu'une affection dans laquelle les pertes organiques atteignent un taux aussi considérable ne puisse, alors que l'assimilation se fait constamment d'une façon défectueuse, comporter même passagèrement l'équilibre des échanges organiques. L'amaigrissement dans le diabète maigre est la marque évidente de ce trouble profond. Il débute dès les premiers stades de la maladie ; peu marqué d'abord, il marche bientôt avec une extrême rapidité. La perturbation des échanges n'est souvent pas le seul élément en jeu, la tuberculose pulmonaire, les infections diverses trouvent un terrain encore mieux préparé chez le diabétique maigre que chez le diabétique gras.

Pourtant, en dehors de ces complications éventuelles le diabète pancréatique suffit à lui seul pour produire la cachexie. Lancereaux à cité des cas où, en dehors de toute tuberculose, le malade avait maigri de 15 à 20 kilogrammes en trois mois. La dénutrition atteint également les masses graisseuses et musculaires ; l'émaciation du tissu musculaire a pour élément corrélatif surtout la déperdition exagérée de l'azote par l'urine. Le malade rejette en effet, par les urines une quantité d'azote plus grande que celle apportée par l'alimentation.

Cette cachexie prend parfois l'allure de véritables troubles trophiques : la peau devient sèche et rugueuse, les cheveux sont rares et cassants; en même temps apparaissent des troubles nerveux, affaiblissement et disparition des réflexes rotuliens, mal perforant plantaire, diminution considérable des forces musculaires, modifications de la mémoire et de l'intelligence.

L'évolution d'une telle affection achève en apparence de préciser son caractère d'entité clinique. Le diabète gras est une maladie bénigne; en l'absence de toute complication, sa durée est considérable et le malade vit pendant de longues années avec son diabète. Le diabète maigre est au contraire une affection d'une extrême gravité : elle entraîne rapidement la mort, même si aucune complication ne survient, même si le malade peut résister à la tuberculose qui le menace toujours. La tuberculose termine en effet le plus souvent la scène. Sur dix-sept cas dont il a suivi l'évolution, Lancereaux l'a notée neuf fois. Dans deux autres cas, la mort succéda à des accidents broncho-pulmonaires. Six fois seulement on vit apparaître le coma sans lésion matérielle des centres nerveux. La maladie se terminerait donc inévitablement par la mort, sans pouvoir jamais comporter un état d'équilibre suffisant pour assurer une survie comparable à celle du diabète gras. Le tableau suivant, emprunté aux cliniques de Lancereaux, montrera la rapidité de la marche de la maladie. Sur dix-sept cas observés par cet auteur la durée fut :

De six mois à 1 an	5 cas
De 1 an à 2 ans	6 —
De 2 ans à 4 ans	5 —
De 1 an à 6 ans	1 —

Deux ou trois années, tel serait donc le temps nécessaire à l'évolution du diabète maigre.

Ainsi présentée, cette forme du diabète constitue une maladie aussi nette dans ses symptômes que dans son évolution. Si l'on considère plus attentivement les nuances cliniques, on arrive cependant à se demander si la distinction établie entre le diabète gras et le diabète maigre est en réalité si tranchée, si absolue qu'elle le paraît tout d'abord lorsqu'on se contente d'examiner une série de cas graves comme ceux dont il vient d'être question, sans tenir compte des faits dans lesquels la gravité des symptômes et la rapidité de l'évolution se trouvent atténuées.

Faits de transition entre le diabète gras et le diabète maigre. — Il n'est pas très rare en clinique de voir un diabète qui semblait devoir évoluer avec la lenteur du diabète gras, prendre brusquement les allures d'un diabète grave avec dénutrition rapide, soit que quelque infection se surajoute à la maladie primitive, soit que le diabète se suffise à lui-même pour brusquer le dénoûment. Ne sait-on pas d'ailleurs qu'à une période terminale le diabète gras peut devenir un diabète maigre avec glycosurie intense, azoturie, amaigrissement rapide, menace de mort prochaine? Dira-t-on donc qu'il s'agit alors d'un diabète gras, arthritique, constitutionnel, terminé par un diabète maigre, pancréatique?

« Pour nous, dit Lecorché, comme pour Traube et Kutz, dans ces deux cas la maladie est la même, revêtant seulement une allure plus ou moins rapide suivant l'influence de circonstances diverses, et ce qui prouve qu'il en est ainsi, c'est qu'elle apparaît dans les mêmes conditions; c'est que l'on voit souvent cette maladie passer brusquement d'une forme à l'autre, ainsi que Seegen le reconnaît lui-même. C'est même ainsi que les choses se passent d'ordinaire. *Vice versa* on peut souvent, à l'aide des médications rationnelles, arrêter l'amaigrissement d'un diabétique et, si la maladie n'est pas trop avancée, provoquer le retour de l'embonpoint. »

Voilà donc la doctrine uniciste mise en face de la doctrine dualiste ou même pluraliste, et il faut bien avouer que l'observation clinique prise comme seul moyen d'information fournirait beaucoup plutôt des arguments en faveur de la conception uniciste du diabète, puisqu'elle permet de constater des faits de passage du diabète gras, arthritique, constitutionnel, au diabète maigre ou pancréatique.

L'expérimentation sur les animaux et l'analyse des résidus organiques par les procédés modernes permettent de comprendre qu'il puisse y avoir combinaison entre l'influence hépatico-pancréatique et la vitalité cellulaire dans le mécanisme du diabète aussi bien que dans le fonctionnement normal de l'organisme.

Le diabète gras semble résulter d'une modalité particulière, d'un affaiblissement congénital de la vitalité cellulaire aboutissant au ralentissement des échanges organiques. La faculté d'utiliser le sucre se trouve diminuée d'une façon plus ou moins marquée suivant l'âge du diabétique et la période d'évolution du diabète.

Le diabète maigre expérimental se produit chez les animaux avec une régularité mathématique par l'extirpation totale du pancréas. Il est évidemment possible que cette destruction complète du pancréas se trouve réalisée chez l'homme, bien que l'anatomie pathologique ne montre le plus souvent qu'une destruction partielle

On peut concevoir que le diabète grave puisse

résulter de la viciation de la vitalité cellulaire et de la diminution au maximum de la faculté d'utiliser le glucose, ou bien de la lésion destructive et de la suppression fonctionnelle du pancréas; mais on peut concevoir aussi la superposition de ces deux facteurs pathogéniques. Il est donc facile actuellement d'expliquer toutes les combinaisons symptomatiques et évolutives observées en clinique.

Dans ces conditions le diabète maigre ne représente plus une unité, mais l'aboutissant commun du diabète constitutionnel grave, du diabète constitutionnel combiné secondairement au diabète pancréatique et du diabète pancréatique d'emblée.

CHAPITRE III

Diabète humain et diabète expérimental.

Évolution normale des hydrates de carbone dans l'organisme. — Le sucre constitue la principale origine de la chaleur animale : il est à l'organisme ce que le charbon est à la machine à vapeur. Lorsque le muscle masséter se contracte (Chauveau et Kauffmann), il consomme trois fois plus de sucre que lorsqu'il reste au repos. Chez l'animal hibernant, la consommation de sucre est de beaucoup inférieure à celle du même animal pendant la saison d'activité.

Bouchard, évaluant la quantité de sucre consommé par l'organisme, l'estime de 7 gr. 2 par kilogramme chez un adulte de dix-sept ans; or, une telle consommation de sucre suppose un renouvellement constant de cette substance dans l'organisme.

Provenance du sucre utilisé par l'organisme. — Le sucre brûlé par l'organisme peut provenir de trois ordres de substances : les hydrates de carbone, les substances albuminoïdes et les substances grasses.

a. *Formation du sucre aux dépens des hydrates de carbone de l'alimentation.* — Les hydrates de carbone, partie intégrante de l'alimentation normale, apportent soit du sucre en nature, soit des substances amylacées, aux dépens desquelles l'organisme fabriquera lui-même le sucre dont il a besoin.

Le sucre normal du sang est la glucose. Dans l'alimentation, surtout l'alimentation de l'homme civilisé, on peut trouver d'autres variétés de sucre. On s'est demandé dans quelle mesure l'organisme pouvait utiliser la glucose fournie en nature ainsi que les autres variétés de sucre.

Straus[1], qui, récemment, a étudié expérimentalement ce problème, range les sucres dans l'ordre suivant, d'après la facilité décroissante avec laquelle ils apparaissent dans les urines :

1° Galactose, 2° glucose, 3° saccharose, 4° lactose, 5° levulose.

L'amidon prendrait place dans ce tableau au voisinage de la lactose, peut-être entre la saccharose et la lactose.

Cette classification, qui n'est d'ailleurs pas admise sans réserve par tous les auteurs, peut se résumer, suivant Straus, dans la formule sui-

1. *Berlin. klin. Wochenschr.*, nos 18, 19, 1898.

vante : les sucres simples, tels que la glucose et la galactose, s'éliminent plus facilement par les urines que les sucres composés susceptibles de se dédoubler, tels que la saccharose et la lactose. L'élimination des sucres composés prête au surplus à diverses remarques : la saccharose et la lactose sont dédoublés dans l'intestin en proportion plus ou moins considérable suivant les personnes et suivant les quantités ingérées : de là, des variations dans la proportion et dans la forme des produits de dédoublement qui peuvent se rencontrer dans l'urine. Il faut tenir compte également du coefficient d'utilisation du sucre pour chaque individu.

Toutefois, la plus grande partie du sucre n'est pas fournie directement par les matières sucrées : elle résulte des modifications que subit l'amidon sous l'influence des sucs digestifs, de la salive et du suc pancréatique. Par suite de l'action de ces diverses sécrétions, l'amidon passe en effet par toute une série de transformations, amidon soluble, dextrine, maltose, dont le glucose représente le dernier terme. Ainsi les matières sucrées et amylacées se sont transformées en des substances sur lesquelles va s'exercer l'action du foie.

b. *Production du sucre aux dépens des substances albuminoïdes.* — Cette évolution organique a été longtemps discutée et contestée. Les recherches récentes ont pourtant nettement prouvé aujourd'hui que les albumines peuvent donner du sucre. On trouve ainsi du glycogène dans le foie des chiens nourris avec de la viande, dont les hydrates de carbone ont été éliminés par une ébullition prolongée. Il en est de même si on nourrit l'animal avec de la fibrine, de la caséine, de l'albumine. Pourtant, suivant Lang et Seegen, les albuminoïdes produisent moins de glycogène que les féculents. D'après des recherches récentes, l'évolution des matières albuminoïdes serait plus compliquée (Kauffmann). Lorsqu'il pénètre dans le sang une grande quantité d'albumine, celle-ci se dédouble rapidement et donne de la graisse. Cette graisse évolue en trois sens.

α. Une partie s'oxyde complètement aussitôt et passe par la phase glycose « pour fournir l'énergie nécessaire au jeu physiologique des organes. »

β. Une autre partie s'oxyde incomplètement et s'emmagasine sous forme de glycogène.

γ. La dernière partie de cette graisse reste intacte et sert à l'augmentation de la réserve graisseuse.

c. *Production du sucre aux dépens des substances grasses.* — La théorie que nous venons de résumer plus haut admet déjà que physiologiquement la graisse peut être le premier stade de la transformation de l'albumine en sucre. Les recherches entreprises sur l'animal en pleine nutrition ou à l'état du jeûne sont venues plaider dans le même sens. Lorsque l'animal reçoit la graisse en même temps qu'un fort repas de viande, il emmagasine toute la graisse (Kauffmann) ; il en est de même lorsqu'il possède déjà une forte réserve hydrocarbonée, mais si cette réserve a été entamée par un jeûne antérieur, une partie de la graisse s'oxyde immédiatement pour produire du sucre. De même à l'état de jeûne complet la graisse de l'animal est transformée en matière sucrée.

Régulation de la distribution du sucre dans l'organisme par le foie et le pancréas. — Le sucre est nécessaire au fonctionnement normal de l'organisme. D'autre part, l'alimentation introduit au moment des repas une quantité exagérée de sucre dans la veine porte. De là l'utilité d'un appareil régulateur capable d'emmagasiner le sucre et de ne le livrer à l'organisme qu'au fur et à mesure de ses besoins. Cet appareil régulateur est représenté par le foie et le pancréas. Le sucre s'accumule dans le foie sous forme de substance glycogène, ainsi que l'a démontré Cl. Bernard. Le foie restitue au sang des veines sus-hépatiques une quantité de sucre qui varie suivant les besoins de l'organisme.

On trouve toutefois un autre centre d'accumulation et de réserve du sucre sous forme de substance glycogène : c'est la fibre musculaire. Mais son importance est ici secondaire, car cette réserve périphérique ne dépasserait guère 100 grammes.

Utilisation du sucre. — Le sucre par sa combustion sert à produire dans l'organisme animal la chaleur et l'énergie. Le travail mécanique et la chaleur peuvent se transformer l'un dans l'autre d'une façon équivalente, la même quantité de chaleur donnant toujours la même quantité de travail mécanique et réciproquement. Il est donc possible de calculer le poids du sucre que doit consommer l'organisme pour produire le travail musculaire, tout en maintenant la chaleur animale. Cette quantité n'est évidemment pas fixe, elle doit varier avec l'âge, le poids, l'état de l'individu, son mode d'activité. On peut pourtant arriver à une évaluation moyenne. Bouchard estime ainsi à 370 grammes la quantité de sucre qu'un adulte de poids moyen consomme en vingt-quatre heures.

Les hydrates de carbone subiront donc diverses destinées dans l'organisme. Une partie fournit immédiatement les éléments de combustion respiratoire du travail physiologique (Laulanier). Elle passe par des oxydations successives dont le résultat est représenté par un élimination d'eau et d'acide carbonique ; une autre partie peut s'accumuler sous forme de graisse. On sait en effet depuis longtemps que l'on peut engraisser les animaux en leur donnant une ration alimentaire riche en hydrates de carbone.

En tout cas, à l'état normal, il ne doit pas

passer dans les urines une quantité de sucre appréciable à nos réactifs.

GLYCOSURIE ET DIABÈTE EXPÉRIMENTAUX. — Il n'en est pas de même dans certaines circonstances pathologiques au cours desquelles le sucre se montre dans les urines en quantité notable. Sa présence est rendue évidente par le réactif cupro-potassique, la potasse, le polarimètre, la fermentation en présence de la levûre de bière, etc.

Le passage du sucre dans l'urine constitue la glycosurie, qui n'est qu'un phénomène sans importance par lui-même, sans danger pour l'organisme, s'il est modéré et passager; la glycosurie doit donc nettement être distinguée du diabète. Il peut y avoir glycosurie sans qu'on soit en droit de dire qu'il y a diabète. Le diabète est une affection chronique persistante capable de mettre la vie en danger. La glycosurie ne représente que l'une des manifestations de cet état morbide. En même temps qu'une déperdition de sucre, en général plus considérable que celle de la simple glycosurie, on observe dans le diabète, assez souvent, de l'azoturie et une tendance plus ou moins marquée à l'amaigrissement et à la cachexie.

Lorsqu'on cherche à expliquer le passage anormal du sucre dans les urines, on ne peut faire que trois hypothèses fondamentales.

a. Le sucre a été livré en excès à la circulation sanguine.

b. Son utilisation a été diminuée.

c. Il y a eu à la fois production du sucre en excès et diminution de son élimination.

Nous allons passer en revue les données expérimentales et cliniques que l'on peut utiliser pour la solution de ce problème.

Piqûre du quatrième ventricule et lésions nerveuses diverses. — Claude Bernard est le premier qui ait produit expérimentalement non le diabète vrai, mais une glycosurie passagère. Cette expérience célèbre consiste, on le sait, dans la piqûre du plancher du quatrième ventricule. Quelques heures après la piqûre, le chien présente de la polyurie et de la glycosurie. Au bout de quelques jours, le sucre disparaît des urines, la polyurie cesse. Le mécanisme par lequel la lésion bulbaire amène la glycosurie passagère, c'est l'excitation de la fonction glycogénique du foie.

Les nerfs pneumogastriques paraissent être la voie centrifuge par laquelle l'excitation directe ou réflexe des centres bulbaires se trouve transmise au foie, de façon à *augmenter* dans une proportion notable son activité fonctionnelle, ce qui l'amène à déverser dans le sang une quantité *exagérée* de sucre et à produire successivement l'hyperglycémie et la glycosurie.

La lésion du plancher du quatrième ventricule n'est pas la seule irritation du système nerveux par laquelle on puisse produire la glycosurie.

Schiff l'a obtenue en lésant tour à tour la protubérance, la moelle allongée, la moelle lombaire, les faisceaux postérieurs de la moelle. Il l'a vue survenir même après des lésions des nerfs périphériques. Elle peut se montrer encore après des traumatismes diffus du crâne, ce que l'on a observé aussi bien dans le laboratoire chez le chien, qu'en clinique chez l'homme.

Rien de plus facile en s'appuyant sur ces données expérimentales que de forger des hypothèses capables d'expliquer le diabète nerveux et le diabète gras. Malheureusement pour la théorie, le diabète nerveux expérimental n'est pas un véritable diabète, mais une simple glycosurie passagère.

La glycosurie qui s'observe aussi à la suite de divers empoisonnements a été quelquefois rapprochée de cette glycosurie nerveuse; dans les deux cas, la glycosoformation hépatique serait exagérée, mais en réalité il s'agit d'actions toxiques complexes dont l'analyse reste encore difficile : oxyde de carbone, acide cyanhydrique, nitrite d'amyle, etc. On l'a vue encore après de fortes pertes de sang, l'asphyxie, les injections intra-veineuses de solutions salées, etc.[1]

1. Suivant von Mering, la glycosurie qui succède à l'ingestion de la phloridzine serait non pas une glycosurie toxique mais un diabète d'origine rénal résultant de ce que les reins ont perdu la propriété de retenir le glucose du sang. L'interprétation de la glycosurie phloridzique est encore à l'étude.

Glycosurie par ingestion exagérée de substance sucrée. — Chez les animaux et chez les hommes sains, l'alimentation peut introduire dans le tube digestif une grande quantité d'amidon sans que du sucre passe dans les urines. L'absorption et l'élaboration se font en effet progressivement et le sucre ainsi produit est exactement le sucre physiologique. Il n'en va plus de même lorsque le sucre est absorbé en nature.

Il semble qu'il existe normalement une très faible quantité de sucre dans les urines; mais cette glycosurie, qui peut être démontrée par l'emploi de quelques réactions chimiques, n'est pas reconnaissable par nos procédés habituels. On dira donc qu'il y a glycosurie alimentaire chaque fois qu'à la suite de l'ingestion d'un sucre donné cette glycosurie deviendra cliniquement appréciable.

Dès lors, on peut concevoir toute une série de causes susceptibles de faire apparaître la glycosurie alimentaire : les unes tenant à la nature du sucre ingéré, les autres au mode d'élaboration de l'organisme qui le reçoit.

Les recherches de Worm Müller, Hofmeister, Krause et Ludwig, Linossier et Roque, von Noorden et Straus ont fait voir que la glycosurie passagère se montre plus ou moins facilement chez chaque individu. La même dose d'hydrates de carbone ne suffit pas à la produire chez tous.

Il y a donc un *coefficient personnel* d'utilisation des hydrates de carbone et du sucre.

En réalité, il s'agit là de quelque chose de complexe. Les hydrates de carbone et les sucres sont tout d'abord soumis à l'action des sucs digestifs; les viciations de fonctionnement du tube gastro-intestinal peuvent donc en faire varier l'utilisation. Ainsi s'explique, comme l'ont vu Linossier et Roque, qu'un léger trouble dyspeptique puisse momentanément faire apparaître la glycosurie alimentaire chez un homme qui n'en présentait pas auparavant.

On avait pensé que l'apparition du sucre dans les urines pourrait, chez les personnes atteintes d'une maladie du foie, indiquer la lésion des cellules hépatiques devenues incapables de retenir les hydrates de carbone sous forme de glycogène : elles laisseraient pénétrer dans le sang des quantités trop considérables de sucre. D'une série de recherches entreprises par von Mering, Frerichs, Krause et Ludwig, Bloch, Linossier, il résulte que cette expérience n'a aucune valeur pour apprécier le fonctionnement glycogénique et l'état des cellules du foie. La glycosurie alimentaire peut assez souvent en effet se rencontrer chez des personnes n'ayant aucune lésion du foie.

Pourtant, ces sujets sont-ils des sujets sains? Roque et Linossier admettent que l'apparition de la saccharosurie ou de la glycosurie à la suite d'ingestion de saccharose semble en rapport avec l'arthritisme; Straus arrive à des résultats analogues; Achard a repris dernièrement des recherches en employant la voie hypodermique, de façon à rechercher le coefficient d'utilisation du sucre en dehors de l'action du tube digestif et du foie.

On ne peut guère tirer encore de conclusions fermes de ces diverses expériences. En effet, les sucres employés sont obtenus artificiellement, plusieurs d'entre eux ne figurent pas dans la composition de l'organisme, ne se rencontrent jamais spontanément dans l'urine des diabétiques. Ces sucres agissent donc à la façon de substances étrangères. La glucose lui-même, même pur, n'est sans doute pas identique au sucre contenu normalement dans le sang.

Il paraît cependant acquis que la glycosurie alimentaire, en dehors des maladies destructives du foie, se rencontre de préférence chez des personnes prédisposées au diabète. Elle est constante dans le diabète gras : c'est l'indice pour l'organisme d'une diminution du pouvoir d'utilisation des hydrates de carbone.

Diabète expérimental par ablation du pancréas. — Dans les expériences précédentes, on arrivait à produire de la glycosurie, mais non le diabète vrai. L'ablation totale du pancréas permet de réaliser un véritable diabète ayant tous les caractères du diabète maigre de l'homme.

On avait pensé déjà que les lésions du pancréas pouvaient être la cause du diabète; ce fut surtout Lancereaux qui défendit et vulgarisa l'idée du diabète pancréatique. Ses publications et celles de ses élèves firent voir que l'on rencontre assez souvent des lésions destructives du pancréas, chez les personnes qui ont succombé après avoir présenté tous les symptômes du diabète maigre.

En 1890, von Mering et Minkowski parvinrent à extirper totalement le pancréas et à conserver en vie les chiens ainsi mutilés. Ils virent se reproduire avec une grande exactitude tous les traits du diabète maigre : la polyphagie, la polydipsie, la polyurie, la glycosurie, l'azoturie, l'amaigrissement considérable. Les animaux succombaient après une période de cachexie progressive, et présentaient souvent des manifestations analogues au coma diabétique.

Ces expériences furent reproduites, avec un succès plus ou moins grand, par une série d'observateurs, parmi lesquels on peut signaler en France, Thiroloix, Lépine, Gley, Hédon. Actuellement, on peut considérer comme définitivement établi que l'extirpation totale du pancréas amène toujours la production du diabète maigre; que l'extirpation partielle, si elle provoque l'apparition du sucre dans les urines, ne produit qu'une glycosurie passagère, que l'on pourrait rapprocher de la glycosurie par lésion nerveuse.

Quel est le mécanisme du diabète expérimental, consécutif à l'ablation *totale* du pancréas?

Comme le suc pancréatique intervient d'une façon active dans la digestion des hydrates de carbone dans l'intestin, on s'est demandé si l'interruption de sa sécrétion n'était pas la cause de la mauvaise élaboration du sucre et de son passage dans l'urine. La ligature du canal de Wirsung, près de son embouchure dans le duodénum, n'amenant nullement les mêmes résultats que l'extirpation du pancréas, on dut chercher une autre explication. Le pancréas fut détaché et en partie greffé sous la peau. On put extirper ou détruire complètement la portion restée en contact avec le duodénum, sans faire apparaître le diabète lorsque la partie greffée sous la peau eut repris toute sa vitalité. Par contre, la destruction ultérieure de cette greffe pancréatique sous-cutanée amena immédiatement les mêmes accidents que la destruction d'emblée du pancréas dans sa totalité.

Force fut donc d'admettre que le pancréas règle l'évolution du sucre dans l'organisme, non par sa sécrétion intestinale, le suc pancréatique, mais par une sécrétion interne semblable à celle que, après les recherches initiatrices de Brown-Séquard, on a pu démontrer pour une série de glandes, et plus particulièrement pour le corps thyroïde.

Ici nous retrouvons les hypothèses fondamentales que nous avons formulées plus haut : il peut y avoir production de sucre avec excès ou diminution de sa destruction et de son utilisation, après l'ablation du pancréas.

La sécrétion interne du pancréas peut avoir pour action, à l'état physiologique, de modérer la production du sucre dans le foie, ou d'augmenter sa destruction dans le sang et les tissus; il est impossible d'échapper à ces deux hypothèses.

Voyons donc comment les auteurs ont cherché à expliquer le mécanisme du diabète suraigu expérimental.

Lépine (de Lyon) a proposé la théorie ingénieuse du *ferment glycolytique*, qu'il a basée sur de nombreuses expériences.

Lorsque du sang obtenu par la saignée d'un animal est abandonné à lui-même, la quantité de glycose qu'il contient diminue progressivement.

On est ainsi conduit à admettre que le sang renferme une substance qui amène la destruction du sucre. Ce ferment serait contenu dans les globules blancs; il serait sécrété par le pancréas, il constituerait la sécrétion interne qu'on attribue à cette glande. Chez les animaux rendus diabétiques par suppression du pancréas, ce ferment disparaissant, la proportion du sucre resterait constante dans le sang extrait de la veine. D'après cette théorie, il y aurait donc diminution de la destruction du sucre dans le sang. Arthus a objecté que la glycolyse dans le sang paraît être, non pas un phénomène vital, mais un phénomène de décomposition *post mortem*.

Lépine a répondu que si Arthus avait vu la glycolyse manquer dans le sang, c'est qu'il se plaçait dans des conditions telles que les globules blancs se trouvaient respectés : leur destruction serait nécessaire pour la mise en liberté du ferment glycolytique.

La question reste encore en suspens. Dans l'état actuel de la physiologie, il semble bien probable que la destruction du sucre, pour son utilisation dynamogénique et thermogénique, se fait dans les muscles et dans les glandes et non dans la masse même du sang.

La théorie que nous venons de résumer tendrait à établir qu'il existe une diminution de consommation de la glucose dans le diabète ; telle n'est pas l'opinion universellement admise. Mais s'il n'y a pas diminution de l'utilisation, il faut qu'il y ait augmentation de la production. Tout d'abord Chauveau et Kauffmann ont admis que la sécrétion interne du pancréas agit sur ces centres particuliers de l'axe bulbo-spinal pour augmenter le fonctionnement glycogénique du foie. Kauffmann ayant constaté que le diabète se produisait lorsqu'on avait sectionné les nerfs du foie, dut admettre cependant que l'action régulatrice du pancréas sur le foie pouvait s'exercer directement sans intervention des centres médullaires. A l'état normal, lorsque le pancréas occupe sa situation habituelle dans l'abdomen, le sang qui en revient est versé dans la veine porte et amené ainsi directement au foie. Cet organe se trouve donc bien placé pour être impressionné par la sécrétion interne du pancréas. Mais on sait que le diabète ne prend pas naissance lorsque le pancréas a été enlevé à sa situation normale et greffé sous la peau de l'abdomen par un véritable *marcotage* (Hédon, Thiroloix, etc.). Force est donc de reconnaître qu'il est suffisant que la sécrétion interne du pancréas soit versée dans la circulation générale.

On doit du reste se demander avec Chauveau et Kauffmann si la sécrétion interne du pancréas n'a pas une action qui porte autant sur la vitalité de la masse cellulaire de l'organisme, que sur le foie lui-même. Ces auteurs font intervenir dans le diabète expérimental une sorte d'histolyse, de désagrégation des cellules capables de fournir en quantité plus grande des matériaux, à l'aide desquels se produisent du glycogène et du sucre en excès.

Cette théorie est tout à fait d'accord avec ce que la physiologie nous a appris dans ces dernières années sur l'action régulatrice de la nutrition qu'exerce la sécrétion interne de certaines glandes.

Quoi qu'il en soit, on doit dès maintenant considérer comme bien établi que le pancréas et le foie constituent, selon l'heureuse expression de Chauveau et Kauffmann, un *appareil couplé*, qui préside non seulement à la production, mais à la consommation du sucre dans l'organisme.

Le défaut de consommation du sucre paraît actuellement beaucoup mieux démontré que sa production en excès, non pas dans la glycosurie nerveuse, mais dans le diabète vrai.

Hédon a vu, chez des animaux dépancréatisés, le sucre passer rapidement dans les urines, où l'on en retrouve du reste une quantité supérieure à la quantité ingérée. Non seulement le sucre alimentaire n'est pas utilisé, mais son introduction dans l'organisme amène une déperdition de glucose, qui, sans cela, n'eût pas eu lieu. C'est là un faits des plus importants au point de vue de l'établissement du régime alimentaire des diabétiques.

L'étude du *quotient respiratoire* chez les diabétiques a fourni encore un argument important à la théorie de l'utilisation insuffisante du sucre chez les diabétiques.

« L'hypothèse de la diminution du pouvoir destructif des tissus pour le sucre a trouvé un appui puissant dans les résultats auxquels sont parvenus Leo, Hanriot et aussi Weintraub et Laves, dans leurs études sur les échanges gazeux de la respiration chez les diabétiques. On voit que l'homme avec une alimentation mixte élimine moins d'acide carbonique (CO^2) qu'il n'absorbe d'oxygène (O^2). La proportion est en moyenne 9:10; on l'exprime par la fraction 0,9, que l'on nomme le quotient respiratoire. Ce quotient augmente lorsque la quantité des hydrates de carbone ingérés est plus considérable, par exemple, après un repas riche en sucre; il diminue et se rapproche de la fraction 0,7 lorsque des albuminoïdes ou de la graisse se trouvent consommés en proportion prépondérante, par exemple après des repas dans lesquels dominent ces substances, ou bien dans l'état d'inanition. Les auteurs précités ont reconnu que, chez les diabétiques, le quotient respiratoire est très faible, et qu'il n'augmente pas sensiblement par l'ingestion des hydrates de carbone, contrairement à ce qu'on observe chez des individus sains. Ces faits ont une portée considérable; on ne peut guère les expliquer autrement que parce que les cellules de l'organisme chez les diabétiques se refusent à détruire le sucre[1]. »

Bouchard a fourni récemment[2] une argumentation intéressante contre la production en excès du sucre chez les diabétiques.

Si l'on supprime totalement l'apport du sucre et des hydrates de carbone chez certains diabétiques, on observe encore quelquefois l'élimina-

1. Von Noorden, *loc. cit.*, p. 34.
2. Bouchard, *Semaine méd.*, 1898, p. 202.

tion d'une quantité considérable de sucre : 100, 150, 200 grammes. En supposant que l'organisme, pour fournir à la dépense de calorique et de force, a dû brûler 500 grammes de sucre en vingt-quatre heures, ce qui est un chiffre faible, on doit admettre que l'individu en question a dû trouver 600 grammes de sucre par jour. Cette quantité de sucre ne peut provenir que de la graisse et de l'albumine. Pour les produire, dit Bouchard, il faudrait 6 kilogrammes de graisse ou 1073 grammes de substances albuminoïdes, correspondant à 5 kilogrammes de viande. « Cela supposerait en d'autres termes une polyphagie invraisemblable ou une autophagie impossible. » D'autre part, la destruction de ces 1075 grammes d'albumine devrait amener l'élimination de 160 grammes d'azote par l'urine, ce qui constituerait une azoturie très supérieure à celle que l'on constate habituellement et même aux quantités les plus considérables qu'on ait jamais relevées. « Ainsi donc, pour expliquer par l'augmentation de la production du sucre une glycosurie même modérée, on est obligé d'admettre comme conséquence une polyphagie ou une autophagie et une azoturie telles qu'on n'en a jamais vu. La théorie se trouve jugée par l'absurde et l'objection vaut pour toutes les théories de diabète où la glycosurie est attribuée à une augmentation de l'introduction ou de la production du sucre. »

Une série de recherches tendent d'ailleurs à démontrer que, si l'on fait abstraction de la perte de sucre par la voie urinaire, la nutrition chez les diabétiques reste semblable à la nutrition de l'homme normal. La seule différence entre l'état normal et l'état diabétique, c'est que les cellules du diabétique se refusent à élaborer une quantité de glucose égale à la quantité que dissocient et utilisent les cellules de l'individu sain. Le ralentissement de la nutrition est spécialisé pour le sucre, il n'est pas démontré qu'il y ait modification dans la constitution des masses albuminoïdes, viciation dans le mouvement d'assimilation et de désassimilation des substances azotées. Cette viciation apparaît tardivement dans les formes communes du diabète sucré; elle ne se montre rapidement que dans les formes très graves du diabète maigre d'emblée.

Mais, même dans les cas de diabète léger, pour que le diabétique ne perde pas une partie de l'azote de ses masses albuminoïdes, il faut qu'il reçoive une alimentation suffisante. Comme chez lui il y a perte d'une certaine quantité de sucre, il faut que cette perte soit compensée par l'augmentation de la ration alimentaire, sans quoi il produit du sucre aux dépens de sa propre substance, il désassimile des albuminoïdes, et ces troubles se traduisent par l'élimination d'une quantité d'azote supérieure à la quantité ingérée.

Il résulte de ce qui précède que l'abaissement du coefficient d'utilisation du sucre reste une donnée fondamentale. Son importance est telle qu'il peut permettre de prévoir l'apparition du diabète chez les prédisposés avant que ne se montre la glycosurie habituelle.

En résumé, nous avons appris à connaître par l'expérimentation et l'analyse physiologique la *glycosurie* par excès de production, la *glycosurie* par ingestion d'une quantité exagérée d'hydrates de carbone (glycosurie alimentaire). Nous avons vu que le *diabète vrai* pouvait être produit chez les animaux par l'ablation totale du pancréas.

Nous savons d'ailleurs, par l'analyse des faits cliniques, que le diabète humain résulte d'un défaut d'utilisation du sucre.

Le diabète pancréatique expérimental nous intéresse surtout pour l'explication du diabète humain. Ses symptômes et son évolution correspondent complètement à l'évolution et aux symptômes du diabète maigre spontané de l'homme. Le diabète par extirpation du pancréas et le diabète maigre de l'homme reconnaissent-ils donc le même mécanisme, sont-ils identiques par leur cause anatomique, aussi bien que par leurs symptômes? Il est impossible de le soutenir. En effet, dans un certain nombre de cas, on n'a trouvé aucune lésion appréciable du pancréas chez des personnes qui avaient présenté tout l'ensemble symptomatique du diabète maigre. D'autre part, dans les cas même où les lésions pancréatiques étaient le plus accusées, on n'a jamais rencontré une destruction complète de la glande. Or, l'expérimentation nous a appris que cette destruction complète est nécessaire pour que le diabète apparaisse chez les animaux.

Pourquoi cette contradiction? C'est que sans doute la lésion du pancréas n'est pas le seul facteur qui intervienne dans la genèse du diabète maigre de l'homme, il faut tenir compte aussi de la diminution de la vitalité générale des tissus, et plus particulièrement des propriétés glycolytiques des éléments cellulaires. Cette combinaison de l'élément pancréatique et de la diminution de la vitalité cellulaire a été fort judicieusement indiquée par Carnot, auquel on doit de belles recherches sur la pathologie expérimentale du pancréas.

Dans le diabète gras, ce qui prédomine c'est la viciation générale de la nutrition; dans le diabète maigre, ce peut être l'élément pancréatique. Le diabète gras se fait en quelque sorte en plusieurs étapes : dans une première, les hydrates de carbone non utilisés se transforment en graisse dont la réserve s'accumule dans l'organisme; plus tard, une certaine partie du sucre non utilisé passe dans l'urine à la suite d'excès dans l'ingestion des amylacés et des féculents; plus tardivement encore la glycosurie devient permanente, si la capacité glycolytique des cellules diminue.

Si cette capacité tombe à un niveau trop bas, 'ensemble symptomatique du diabète maigre peut s'établir sans qu'il y ait cependant de lésions pancréatiques. Si celles-ci se sont produites, le diabète maigre n'en succédera que plus facilement et plus rapidement au diabète gras.

On peut concevoir d'autre part que la lésion du pancréas puisse être le phénomène initial; le diabète maigre n'en est la conséquence que si la destruction de la glande est suffisamment étendue ou s'il préexiste, ou survient un abaissement marqué de l'activité nutritive et du pouvoir glycolytique de l'organisme.

On voit donc que nous pouvons dès maintenant, par la combinaison de ces deux facteurs, nous expliquer les rapports observés en clinique entre le diabète gras et le diabète maigre, et nous représenter les ressemblances et les différences qui existent entre le diabète expérimental des animaux et le diabète spontané de l'homme.

CHAPITRE IV

Étiologie du diabète.

L'étude de l'étiologie du diabète a fait l'objet de nombreuses recherches. Malgré la quantité considérable des faits enregistrés, la question reste pourtant bien obscure : le rôle de l'hérédité, de la race, du régime hygiénique semble incontestable, mais dans quelle mesure et comment ces divers facteurs interviennent-ils? C'est un problème d'une difficulté d'autant plus considérable qu'il se rattache à l'étude si ardue des diathèses et des troubles de la nutrition. On doit pourtant passer en revue les diverses conditions étiologiques assignées au diabète, afin de comprendre la place occupée par cette maladie dans la nosologie générale. L'examen des circonstances qui semblent favoriser l'apparition du diabète permettra aussi de reconnaître quelques-unes des règles qui doivent diriger l'établissement d'une hygiène antidiabétique.

Fréquence. — On admet en général que le

diabète, rare autrefois, serait devenu plus fréquent en ces dernières années. Tel est du moins l'avis de Betz, qui entreprit, en 1872, la statistique de tous les cas de diabète constatés dans le Wurtemberg. Plus récemment Ebstein semble s'être rallié à une pareille opinion, appuyée d'ailleurs sur la statistique des cliniques et policliniques de Prusse : on pourrait évidemment se baser sur ces faits pour trouver une confirmation à diverses théories étiologiques. Mais, sans s'abandonner à des déductions trop faciles, on doit se rappeler que toutes ces statistiques sont sujettes à caution ; la négligence avec laquelle on recherche le diabète est souvent la raison de son apparente rareté. La classe sociale à laquelle appartient le diabétique peut, en une certaine mesure, déterminer des erreurs dans l'appréciation de sa fréquence. Ne savons-nous pas que les diabétiques viennent rarement se faire soigner à l'hôpital? Ne sont-ils même pas plus nombreux dans certains hôpitaux qui recrutent leur clientèle dans des milieux plus aisés?

Race, climat. — La race semble jouer un rôle plus important et plus net. La race nègre paraît rarement atteinte (Copland). La race juive, au contraire, fournirait un contingent considérable (Bouchardat, Seegen). L'influence ethnologique paraît dans ce cas d'ailleurs très complexe, et c'est avec raison qu'on a pu signaler tout à la fois, l'action de l'hérédité, du mode de vie, de la profession, de la diathèse arthritique, venant entrecroiser leur influence pour produire un résultat qui tout d'abord ne laisse pas que d'être surprenant.

Est-ce aussi à l'influence des races que l'on doit attribuer l'inégalité de répartition du diabète suivant les divers pays; ou bien le climat, l'hygiène alimentaire et l'hygiène générale tiennent-ils ici encore une place importante?

Le diabète serait tout particulièrement fréquent en Angleterre; la Hollande serait également favorisée. En revanche on a prétendu que le diabète serait plus rare en Russie, au Brésil, aux Antilles. Sa fréquence serait médiocre en France, en Allemagne, en Autriche. Certaines provinces comme le Wurtemberg en Allemagne, la Normandie en France, seraient plus particulièrement frappées.

On a essayé de voir dans cette distribution géographiqne du diabète l'influence du climat : le froid et l'humidité auraient ainsi été incriminés en France; Oppolzer et Griesinger ont insisté sur l'importance du refroidissement dans la production du diabète : cette action semble avoir été fort exagérée. La statistique de Griesinger portant sur 225 cas, admet l'étiologie *a frigore* chez 40 malades; il convient de faire ici quelques réserves, et, si l'on consent à admettre avec Christison que le diabète se produit fréquemment au cours des voyages au pôle nord, on devra du moins chercher une cause autre que le froid pour expliquer la fréquence du diabète dans l'île de Ceylan.

Sexe. — L'influence du sexe sur le diabète paraît bien manifeste. Tous les auteurs en conviennent, et leurs statistiques, si elles ne sont pas identiques, présentent du moins des caractères d'analogie frappants. Le relevé de Griesinger montre 53 femmes diabétiques tandis que les hommes sont au nombre de 172. L'étude des statistiques mortuaires anglaises indique deux fois plus de décès par le diabète chez l'homme que chez la femme. Enfin Lecorché a réuni les observations des divers auteurs dans le tableau suivant :

	Diabétiques.	Hommes.	Femmes.
	—	—	—
Zimmer	63	48	15
Seegen	140	100	40
Betz	31	24	7
Schaper	49	36	13
Leudet	41	24	17
Schmitz	104	77	27
	428	309	119

En face d'une différence aussi nette, il conviendrait peut-être d'en rechercher l'origine. Une telle étude semble pourtant d'une extrême difficulté; les auteurs ont tendance à croire que la rareté relative du diabète chez la femme doit être attribuée à une hygiène mieux entendue, à une alimentation plus rationnelle, et à une sobriété plus grande.

Age. — Le diabète est une maladie de tout âge : les cas extrêmes ont souvent été cités ; le diabète a été signalé chez un enfant de huit jours (Oppolzer et Kitselle), chez un enfant de un an (Hanner), chez un enfant de trois ans (Andral), mais s'agissait-il de véritables diabètes ou de glycosuries plus ou moins permanentes ? Cette dernière hypothèse semble plus justifiable. Pourtant Bouchardat dit avoir été consulté pour des diabétiques de deux, trois, cinq, dix ans. Le diabète, d'ailleurs, dans ces cas ne revêt pas le plus souvent sa forme ordinaire ; il s'agit d'un diabète d'une extrême gravité, à évolution rapide. Inversement, des diabètes de forme atténuée ont pu être observés chez des vieillards de soixante-dix ou de quatre-vingts ans. « Quoi qu'il en soit, dit Bouchardat, il me paraît certain, en comparant les faits que j'ai observés, que le vrai diabète sucré décroît de fréquence et d'intensité lorsqu'on avance vers les limites de la vieillesse caduque. Cela tient à ce que l'on mange moins et qu'on digère difficilement en arrivant à cette dernière phase de la vie. » C'est à l'âge adulte que le diabète se présente le plus fréquemment. Il semble que les femmes soient en général frappées à un âge moins avancé que les hommes ; c'est du moins ce qui paraît résulter du tableau suivant, emprunté à Griesinger :

	Hommes. P. 100.	Femmes. P. 100.
	—	—
0 à 10 ans	1,7	5,6
10 à 20 —	12,7	26,4
20 à 30 —	24,4	26,4
30 à 40 —	28,4	20,7
40 à 50 —	18,0	9,4
50 à 60 —	6,3	5,6
60 à 70 —	2,6	3,7
70 à 80 —	1,1	0

Profession, alimentation. — Bouchardat le premier a longuement insisté sur l'influence des professions dans l'étiologie du diabète. D'après cet auteur, certaines professions semblent mettre à l'abri du diabète : ce sont celles qui exigent « un travail de chaque jour en rapport avec les forces » ; les laboureurs et les vignerons seraient ainsi rarement atteints par le diabète. « Sans doute, dit Bouchardat, j'ai été assez fréquemment consulté par des agriculteurs glycosuriques; mais presque toujours, avec une interrogation attentive, j'obtenais la certitude que depuis quelques années ils avaient abandonné les labeurs des champs. Ils se bornaient à commander, à surveiller les ouvriers, à vendre les animaux aux foires, où les bons repas ne leur faisaient pas défaut. »

Dans les villes, les maçons, les menuisiers, les

tailleurs de pierre, les peintres sont bien rarement frappés par le diabète, au contraire cette maladie semble fréquente chez les boutiquiers, les petits rentiers, les domestiques. Bouchardat a surtout signalé la fréquence du diabète chez les individus exerçant les professions libérales : « Parmi les professions urbaines, celles que je trouve en première ligne dans le bilan de la glycosurie, dit-il, ce sont les notaires : combien de fois m'est-il arrivé, en voyant entrer dans mon cabinet un homme de cinquante ans, à figure grave, à mise soignée avec cravate blanche, arrivant des départements pour me consulter, de lui dire tout d'abord : « Monsieur, vous êtes notaire », et de recevoir l'aveu de l'exactitude de mon diagnostic professionnel ! » Les curés des grandes villes, les médecins seraient fréquemment atteints par le diabète. Bouchardat remarque la fréquence de la maladie chez les hommes de quarante à soixante ans appartenant aux assemblées législatives, aux sociétés savantes, au haut commerce, à la finance, et même à l'armée. Chez eux le diabète atteindrait près de 5 pour 100 des individus.

Durand-Fardel arrive à des résultats sensiblement analogues, sur 134 diabétiques; il trouve :

Rentiers	25
Commerçants	15
Cultivateurs	10
Notaires	12

Prêtres	8
Médecins	7
Hommes de loi	9

Une loi générale semble se dégager de ces diverses statistiques : le diabète est surtout une maladie de la classe aisée, il frappe tout particulièrement les individus occupant des situations libérales; la vie sédentaire et confortable, l'absence d'exercices physiques, les fatigues intellectuelles, les préoccupations morales, une mauvaise hygiène alimentaire, tels sont les éléments qui paraissent occuper un rang incontestable dans l'étiologie du diabète : « Une grande aisance, l'âge aidant, conduit à l'insuffisance du travail corporel, les repas trop copieux se renouvelant chaque jour mènent à la saturation glycogénique. Survienne une grande préoccupation, la glycosurie éclate et elle se continue, s'établit, se transforme en habitude morbide avec tous ses dangers, toutes ses fatales complications, parce qu'on descend toujours sur la même pente. »

L'hygiène alimentaire, souvent défectueuse dans les classes les plus aisées de la société, semble intervenir bien nettement dans l'étiologie du diabète. C'est surtout à l'abus des aliments féculents et sucrés que l'on a attribué le développement du diabète. Nous avons vu précédemment les liens qui unissaient la glycosurie alimentaire au diabète;

Seegen, Lecorché admettent que le diabète vrai pourra succéder à toute glycosurie persistante, parût-elle même ne se produire que sous une influence alimentaire. Plusieurs faits bien caractéristiques ont été avancés à l'appui de cette opinion. On a souvent cité l'histoire de ces deux jeunes confiseurs qui, pour réaliser quelques économies, se nourrirent exclusivement pendant deux ans des sucreries qu'ils dérobaient à leur patron. Pendant un an environ ils supportèrent cette alimentation sans en être notablement incommodés; vers le début de la deuxième année, un diabète bien caractérisé se développa chez les deux jeunes gens. La valeur de ces faits a été contestée par Leudet et Zimmer. Romberg, Becquerel, Durand-Fardel, Heldmann, Lecorché voient dans l'abus habituel des hydrates de carbone la cause la plus commune du diabète; pour ces auteurs il ne faudrait pas chercher d'autre raison à la fréquence du diabète dans certaines contrées. Si l'alimentation féculente, très habituelle à la campagne, ne produit pas le diabète chez les paysans, il faudrait l'attribuer à la nature des travaux corporels auxquels ceux-ci sont sans cesse soumis. C'est ainsi que le travail physique musculaire intervient comme un régulateur des combustions organiques. Ce n'est pas seulement, d'ailleurs, à l'abus des féculents et des sucres qu'il conviendrait de rattacher le développement du diabète : une alimentation trop riche en matériaux azotés pourrait encore aboutir au même résultat. Bouchard a remarqué l'influence des excès alimentaires sur le début des troubles par ralentissement de la nutrition ; l'ingestion d'un excès de substance alimentaire produit « des effets analogues à ceux de la nutrition retardante » ; une élaboration alimentaire incomplète aboutit à la production de substances anormales et toxiques. « Vous savez, dit Bouchard, que l'alimentation excessive est une des causes de la nutrition retardante. Aussi les repas trop copieux sont-ils signalés parmi les causes du diabète, et je trouve dans ma statistique que 43 fois sur 100 cas de diabète le régime alimentaire était surabondant. Je ne parle pas seulement de l'abus du pain et des farineux, mais de toute alimentation trop plantureuse, et j'incrimine surtout les féculents, les viandes, le sucre et les graisses. Suivant les pays, l'abus des aliments peut produire la fréquence du diabète par des procédés variés. Si l'Anglais devient souvent diabétique, c'est en partie parce qu'il est gros mangeur, parce qu'il fait largement usage de la viande, du lard grillé, de la graisse de bœuf, des pommes de terre, tandis qu'il mange peu de pain et de sucre. C'est peut-être aussi parce qu'il ne dédaigne pas de généreuses rations d'alcool, cette substance qui ralentit à un si haut degré les échanges nutritifs. Si le diabète est extraordinairement fréquent dans l'Italie méridionale et à Malte, bien que dans ces pays l'alimentation soit peu copieuse, bien que l'usage des boissons spiritueuses y soit exceptionnel, c'est parce que les pâtes et les sucreries sont la base de l'alimentation. »

Hérédité. Prédisposition. — Quelque important que soit le rôle des divers éléments que nous venons d'examiner, il ne s'exerce pas d'une manière si fatale qu'il soit possible de dire que tout individu, réalisant au maximum les erreurs d'hygiène signalées, sera par là même et nécessairement un diabétique. Un autre facteur paraît agir bien puissamment, c'est la prédisposition, l'hérédité. L'hérédité peut s'exercer de diverses façons : tantôt c'est une hérédité directe, un diabétique engendre un enfant atteint de la même maladie que lui; tantôt c'est une transmission non plus directe, mais similaire, le diabétique ne donne plus naissance à un diabétique mais à un individu entaché de diathèse arthritique, obèse, goutteux ou lithiasique, capable d'engendrer à son tour des arthritiques ou même des diabétiques. Tous les auteurs admettent l'hérédité directe du diabète, mais tandis que Griesinger ne la signale que 3 fois parmi 125 cas, Seegen la note dans 13 pour 100 et Bouchard dans 25 pour 100 des cas. L'hérédité directe du diabète est encore mieux démontrée par quelques exemples célèbres. Isenflamm rapporte l'exemple d'un diabétique dont les sept descendants furent tous diabétiques. Dans une autre famille, 6 enfants sur 12 sont diabétiques (Clarke) ; un père et une mère, tous deux diabétiques, engendrent trois enfants atteints de la même maladie. Parfois l'influence héréditaire ne se traduit pas d'une manière aussi simple : on peut voir l'hérédité directe et l'hérédité similaire alterner dans une même famille. Charcot en a cité un exemple bien caractéristique :

Père : brasseur, obèse, diabétique.

Mère : lymphatisme, sciatique.

1er fils : brasseur, rhumatisme articulaire aigu, obésité, diabète.

2e fils : brasseur, goutte à 25 ans, obésité à 35 ans, diabète.

3e fils : goutte à 30 ans, obésité, diabète.

4e fils : alcoolique, obésité.

5e fils : goutte, obésité à 25 ans, diabète.

Une fille : goutte, obésité.

La fille de celle-ci : goutte, obésité.

Dans une autre famille, Demange voit le diabète engendrer toute une série d'affections similaires :

Le grand-père maternel : diabétique.

1re fille : rhumatisante, épouse un goutteux.

2e fille : gravelle.

Trois enfants issus de la première fille :

Un fils : gravelle à 29 ans.

Une fille : lymphatique et obèse.
Une seconde fille : lymphatique.

Bouchard examine les antécédents héréditaires de 100 malades atteints de diabète et rencontre :

Le rhumatisme	54 fois
L'obésité	36 —
Le diabète	25 —
La gravelle	21 —
La goutte	18 —
L'asthme	11 —
L'eczéma	11 —
La migraine	7 —
La lithiase biliaire	7 —

Les diabétiques eux-mêmes héritent d'autres affections appartenant au même groupe morbide. Bouchard, chez 100 diabétiques, trouve comme maladies concomitantes :

L'obésité	45 fois
Le rhumatisme musculaire	22 —
La migraine	18 —
Le rhumatisme articulaire aigu	16 —
La gravelle	16 —
L'eczéma	16 —
La lithiase biliaire	10 —
Le rhumatisme articulaire chronique	8 —
Les névralgies	8 —
L'urticaire	6 —
Les hémorragies fluxionnaires diverses	6 —

Le pityriasis........................	4 fois.
L'asthme........................	2 —
La goutte........................	2 —

Il n'existe pas seulement un rapprochement fortuit entre ces divers états morbides. Ces maladies, soit chez le même individu, soit dans une même famille, semblent réunies entre elles par un lien bien apparent. Déjà, à propos d'une maladie appartenant au même groupe morbide[1], nous avions insisté sur le caractère de ces relations étiologiques :

Chacune de ces maladies, disions-nous, peut :

1° engendrer héréditairement une maladie identique chez les descendants;

2° engendrer une maladie dissemblable, mais appartenant au même groupe morbide;

3° se combiner ou s'associer chez la même personne à une ou plusieurs maladies appartenant à ce même groupe.

Voilà, ajoutions-nous, une notion des plus importantes au point de vue de la pathogénie, de la prophylaxie et du traitement. Le groupement naturel de ces maladies à évolution chronique devait amener à penser qu'il existe un trouble commun de la nutrition qui les précède et les domine. Il y aurait donc une viciation générale de la nutrition antérieure et supérieure à la déter-

1. *Hygiène de l'obèse.*

mination de chacune de ces espèces qui ne représentent ainsi que des modalités particulières de l'état morbide principal. Dans ces conditions, ce qui éclaire la pathogénie de la goutte, par exemple, peut aussi servir à comprendre la pathogénie de ses équivalents morbides, l'obésité et le diabète arthritique. Pourquoi des individus issus d'une souche entachée du même vice héréditaire évoluent-ils les uns vers la goutte, les autres vers l'obésité et le diabète? Voilà encore une question dont il convient de poursuivre la solution.

Les relations pathogéniques, les affinités morbides de l'une des maladies qui figurent dans les tableaux que nous avons reproduits plus haut, ne s'arrêtent pas du reste aux autres maladies figurant dans ces tableaux. L'observation a encore montré qu'elles affectent des rapports étroits avec des états morbides dans lesquels prédomine nettement l'élément névropathique. A l'origine de la famille névropathique, disions-nous ailleurs, on rencontre deux états assez vagues de nervosisme, la neurasthénie et l'arthritisme. Dans quelques formes légères, ces deux états tendent à se confondre. On ne trouve plus alors qu'un certain degré d'irritabilité nerveuse, qui constitue bien plus une manière d'être, une prédisposition à réagir d'une certaine façon, en présence de divers agents extérieurs qu'un état morbide défini.... A des degrés plus accentués, la différenciation tend à se faire. D'un côté la tendance aux arthropathies, aux douleurs tendineuses caractérise le rhumatisme ; de l'autre les stigmates de la neurasthénie apparaissent : l'insomnie, la céphalée, la fatigue sans motif suffisant, la dyspepsie, la rachialgie. Souvent on voit coïncider encore les signes d'arthritisme et les signes de neurasthénie. Le passage de l'un à l'autre est insensible également dans l'ordre héréditaire, les fils d'arthritique étant souvent des neurasthéniques, et réciproquement. Le neuro-arthritisme, voilà le terrain commun sur lequel vont éclore et se différencier la goutte, le diabète, l'obésité et les diverses névroses. On les verra parfois se succéder chez le même individu; on les verra plus souvent encore se succéder par voie héréditaire chez des individus différents, d'autant plus graves, en général, mais non forcément, que la tare familiale est plus accentuée, plus profondément et depuis plus longtemps enracinée.

Les neuro-arthritiques sont prédisposés à la goutte, au diabète, à l'obésité, aux lithiases, au rhumatisme.

Si la prédisposition est très marquée, il peut se faire que, malgré l'hygiène la mieux conçue, ils deviennent quand même goutteux, diabétiques, obèses... etc.; parfois tous ces maux s'accumuleront sur la même personne. Dans beaucoup de cas, grâce à une hygiène bien comprise, bien dirigée, ils resteront de simples arthritiques. S'ils se surmènent et vivent dans les endroits froids et humides, ils pourront avoir du rhumatisme aigu ou du rhumatisme chronique déformant; s'ils fatiguent leur système nerveux et qu'ils fassent trop bonne chère, ils pourront devenir goutteux, diabétiques ou obèses.

On doit penser que ceux qui abusent des viandes, des mets épicés, seront surtout destinés à la goutte; ceux qui abusent des féculents et du sucre à l'obésité et au diabète. Cela se voit en effet quelquefois, mais il faut tenir compte de l'orientation primitive de la vitalité cellulaire et organique. Étant donné un arthritique, on voit quels sont les meilleurs moyens d'en faire un diabétique et un goutteux, mais on ne peut pas à coup sûr obtenir l'une ou l'autre de ces maladies. Parfois il est vrai on obtiendrait les deux et l'obésité par surcroît.

DEUXIÈME PARTIE

CHAPITRE I

Ration normale d'entretien et ration d'entretien du diabétique.

L'établissement de tout régime alimentaire repose sur deux ordres de connaissances : les dépenses faites par l'organisme et la richesse des aliments en substances nutritives.

L'un de nous a défini de la façon suivante la ration d'entretien à l'état normal.

« La ration d'entretien, c'est la quantité et la proportion des substances des trois ordres (albuminoïdes, hydrates de carbone et graisse) nécessaires pour entretenir la vie et subvenir aux dépenses de l'organisme sans qu'il gagne ni perde de poids, ses éléments constitutifs demeurant entre eux dans un rapport physiologique avec une structure et une composition normales. La ration d'entretien doit, en somme, être telle qu'avec elle, les recettes de l'organisme équilibrent exactement ses dépenses soit à l'état de repos, soit à l'état de travail [1]. »

En d'autres termes, avec une ration d'entretien bien établie à l'état normal, le mouvement d'assimilation doit être exactement égal au mouvement de désassimilation ; cela suppose non seulement l'intégrité de l'appareil digestif, mais aussi l'intégrité, l'état de vitalité normale de la masse cellulaire.

L'établissement de la ration d'entretien a été fait par divers procédés ; sans entrer dans le détail de cette question, nous dirons qu'on a tantôt employé les méthodes d'observation, tantôt l'expérimentation. L'observation a porté sur le dosage des trois ordres d'aliments consommés soit par des individus pris isolément dans les différentes classes de la société, soit par une agglomération d'individus, par exemple la population d'une ville, de telle sorte que l'on a ainsi obtenu une moyenne si exacte d'ailleurs qu'elle est presque entièrement conforme aux données fournies par l'expérimentation et par le calcul. Un autre procédé fort important est celui qui consiste à doser le carbone expiré et l'azote rejeté par les urines; on dose en même temps comparativement ces substances à leur entrée dans l'organisme. Les variations de poids du corps doivent être nulles,

1. A. Mathieu, *Le régime alimentaire des dyspeptiques*, p. 3.

si la ration d'entretien est bien établie et s'il existe un équilibre parfait de la nutrition. Enfin on a pu étudier cette ration alimentaire en prenant pour base de tout le calcul la quantité de chaleur dépensée, mesurée en calories.

La ration d'entretien a été étudiée par Payen, Pettenkofer et Voit, Ranke, Hervé-Mangon, Pfluger et Bohland, Bleibtreu, Nakahama, Hirschfeld, Klemperer, etc.

La ration normale pour un adulte serait, suivant Voit :

Albumine	118 gr.
Graisse	56 —
Hydrates de carbone	500 —

Pour la femme les quantités seraient un peu moindres :

Substances albuminoïdes	90 gr.
Graisse	40 —
Hydrates de carbone	400 —

La plupart des auteurs ont admis que la quantité de substances albuminoïdes figurant dans ces tableaux était trop élevée et Munk a fixé ainsi la ration moyenne d'un adulte de poids moyen.

Au repos :

Albumine	100 gr.
Graisse	56 —
Hydrates de carbone	400 à 450 —

Avec un travail modéré :

Albumine	110 gr.
Graisse	56 —
Hydrates de carbone	500 —

Pour certains auteurs, l'organisme pourrait se contenter de quantités moins élevées encore de substances albuminoïdes.

Les substances azotées peuvent en effet être considérées comme des aliments de réparation cellulaire (aliments plastiques), ou comme aliments de combustion. En tant qu'aliments plastiques, ils sont indispensables; l'organisme désassimile d'une façon constante ses masses albuminoïdes, et élimine de l'azote; il faut que cet azote soit remplacé immédiatement pour que l'agrégat cellulaire, pour que la cellule, l'élément vivant, en dernière analyse, conserve son intégrité chimique et sa constitution normale. C'est la condition indispensable pour le bon fonctionnement des organes et même pour la conservation de la vie. Toutefois, la quantité de substances albuminoïdes nécessaire pour réaliser cette réparation incessante des unités cellulaires est relativement minime : elle seule est strictement indispensable. Il y a en général un excès marqué d'azote dans la ration habituelle de l'homme; on ne doit pas s'étonner que cette quantité d'azote puisse être considérablement réduite.

En tant qu'aliments de combustion, les substances albuminoïdes peuvent être remplacées complètement par les hydrates de carbone et les graisses. L'expérience a démontré qu'il était impossible à l'homme de se nourrir exclusivement avec de la viande; la quantité nécessaires pour constituer la ration d'entretien est alors si considérable que le dégoût et les troubles digestifs obligent bientôt à revenir au régime mixte.

Considéré seulement au point de vue chimique, le régime mixte de l'homme comprend des substances des trois ordres, mais il découle de ce qui vient d'être dit que les substances albuminoïdes sont les seules qui doivent nécessairement figurer dans tout régime : les graisses et les hydrates de carbone peuvent, au contraire, se substituer complètement l'un à l'autre, dans la mesure de leur digestibilité.

Pourvu que la somme de calories indispensable pour la production de la chaleur animale et du travail musculaire soit fournie, il est indifférent que ce soit par les hydrates de carbone ou par les matières grasses.

La valeur calorigénique des substances alimentaires a été déterminée par les recherches de Berthelot, de Rubner et de quelques autres auteurs : 1 gramme d'albumine peut produire 4,1 calories; 1 gramme d'hydrates de carbone, une quantité égale; 1 gramme de graisse, environ 9,3. On voit donc que la ration indiquée par Munk, et qu'on peut considérer comme une ration moyenne, bien que riche en hydrates de carbone, a la valeur suivante en calories :

Albuminoïdes	410 calories
Graisse	520 —
Hydrates de carbone	1640 à 1845
Total	2570 à 2775

On a calculé qu'un homme adulte dépensait en effet 2500 à 3000 calories au repos ou avec un travail modéré : on conçoit ainsi l'équilibre entre la recette et la dépense.

Ces calories pourraient être fournies exclusivement par les substances albuminoïdes et la graisse. C'est précisément le régime des Esquimaux, qui ne vivent que de chair de poisson et d'huile.

Lorsque les substances albuminoïdes figurent dans un régime en quantité supérieure à celle qui serait strictement exigée par la désassimilation cellulaire, il y a une perte considérable d'azote utilisée incomplètement et rejetée par les urines sous forme d'urée.

Mais revenons au diabétique, qui doit surtout nous occuper ici. En quoi diffère-t-il de l'homme normal? Nous l'avons vu, ses échanges nutritifs se font comme ceux de l'homme sain, sauf dans les formes très graves du diabète, avec toutefois cette différence considérable qu'une quantité plus ou moins grande de glucose s'échappe par les urines sans avoir été utilisée par l'organisme.

Supposons un homme qui, prenant la ration alimentaire de Munk, élimine par les urines 150 grammes de sucre par jour. Sa ration d'entretien, qui était de 2600 calories, se trouve ainsi diminuée de 615 calories et réduite à 1985. La ration normale est donc devenue pour lui une ration insuffisante, avec laquelle les dépenses ne sont plus couvertes par les recettes représentées par la ration qui lui suffisait avant l'apparition de la glycosurie ; le diabétique se trouvera soumis ainsi à un régime d'inanition relative. Dans ces conditions, il va perdre des forces et maigrir, et si sa réserve de graisse est insuffisante, il va, ce qui est infiniment plus grave, entamer sa masse albuminoïde.

Comment remédier à cette déperdition de sucre? En augmentant les hydrates de carbone dans le régime? Non, car l'observation clinique et l'expérimentation ont démontré que, si l'on élève dans ces conditions la quantité d'hydrates de carbone ingérée, on augmente du même coup la quantité de sucre perdu par les urines. Il arrive même que la quantité de sucre des urines soit accrue d'une quantité supérieure à l'excès d'hydrates de carbone. Il n'y a donc pas compensation, mais aggravation de la glycosurie.

La clinique a depuis longtemps démontré que cette compensation doit être demandée aux deux autres variétés d'aliments. Les recherches récentes ont mis nettement en relief l'utilité de la graisse.

Est-ce donc qu'avec un régime composé exclusivement de viande et de graisse, il ne se produise plus de sucre dans l'organisme? Évidemment non, il continue à s'en produire; la production de la glucose est un phénomène, indispensable pour le maintien de la vie, mais il semble que la glucose formée aux dépens des substances albuminoïdes et peut-être des graisses, soit plus facilement utilisée par le diabétique, que la glucose d'origine végétale.

Est-il donc nécessaire de supprimer complètement l'usage des hydrates de carbone chez tous les diabétiques? Il suffit de le réduire de telle façon que la glycosurie disparaisse ou se trouve ramenée au *minimum individuel.*

Dans certains cas de diabète grave, l'établissement d'un régime constitué exclusivement par de la viande et de la graisse ne suffit pas pour faire disparaître la glycosurie. Chez les diabétiques de cette catégorie, le coefficient d'utilisation du sucre est donc très faible, et leurs cellules ne peuvent plus élaborer qu'une proportion de sucre telle que la quantité de glucose produite dans le foie restera toujours, quoi qu'on fasse, supérieure à la quantité que l'organisme peut brûler.

Le problème du régime des diabétiques consiste en somme à ramener la glycosurie à zéro, ou tout au moins au *minimum individuel*, tout en fournissant à l'économie une ration d'entretien suffisante, déduction faite du sucre éliminé par les urines lorsque la glycosurie est irréductible.

Ce résultat s'obtient en diminuant autant qu'il est nécessaire la proportion des hydrates de carbone de l'alimentation et en les remplaçant par une quantité équivalente au point de vue thermogénique d'albuminoïdes et de graisse.

Mais comment établir cette mesure?

Nous laisserons de côté le procédé basé sur l'évaluation de l'oxygène absorbé et de l'acide carbonique éliminé, car cette analyse est d'un emploi difficile et d'une valeur contestable.

Deux procédés s'offrent donc au praticien : il pourra restreindre progressivement l'usage des hydrates de carbone, en partant du régime alimentaire habituel, ou, au contraire, après avoir établi d'emblée un régime exclusivement composé de substances albuminoïdes et de substances grasses, il y ajoutera successivement des quantités croissantes d'hydrates de carbone jusqu'à ce qu'il atteigne la limite de l'utilisation individuelle.

Le régime exclusivement gras et carné a été recommandé par Nannyn et Le Gendre comme un excellent régime d'épreuve et nous devons reconnaître qu'il présente certains avantages. En l'établissant, on n'oubliera pas que la suppression des hydrates de carbone entraînera l'augmentation *équivalente* de la proportion des albuminoïdes et des graisses. Cette augmentation doit être suffisante, elle ne doit pas être excessive. En effet, l'ingestion d'une quantité trop élevée d'aliments azotés et probablement même de graisse amène la production d'une quantité également trop considérable de glucose; la glycosurie peut donc résulter de l'excès de l'alimentation azotée.

En d'autres termes, le régime du diabétique doit être suffisant, il ne doit pas être excessif.

Comment s'assurer qu'il est suffisant? Le dosage de l'azote ingéré et de l'azote éliminé, de l'oxygène absorbé et de l'acide carbonique expiré fournirait des renseignements d'une importance très grande. Dans la pratique, on est le plus souvent obligé de s'en tenir aux données habituelles de la clinique et à l'analyse des urines. Les variations du poids, la vigueur musculaire, la quantité d'urée donneront des indications en général suffisantes si l'on sait les interpréter.

Nous avons cru bien faire en exposant sous forme d'aphorismes les règles générales du régime des diabétiques. Au risque de faire double emploi avec ce qui précède et de nous répéter inutilement, nous commenterons chacune de ces propositions de façon à en justifier l'établissement et à en expliquer la portée.

I. Le problème de l'hygiène alimentaire du diabète consiste à fournir au diabétique une alimentation qui subvienne aux dépenses de l'organisme en calories, en réduisant la déperdition glycosurique au minimum, ou en tenant compte de cette déperdition lorsqu'on ne peut pas la supprimer.

II. Dans le diabète grave, l'alimentation exclusive par les substances azotées et la graisse est la meilleure, *en théorie*.

III. L'excès des substances albuminoïdes peut cependant être nuisible, soit parce qu'elles fournissent une certaine quantité de glucose, soit parce qu'elles donnent naissance dans l'intestin à des substances toxiques, sources secondaires d'auto-intoxication.

IV. Il y a donc intérêt à accorder aux diabétiques une quantité de substances amylacées voisine du maximum qu'ils peuvent en supporter sans que la glycosurie apparaisse ou dépasse le minimum individuel.

V. Il y a lieu de tenir compte de l'équivalence calorique et de l'équivalence glycosurique des hydrates de carbone dans l'établissement du régime des diabétiques.

VI. Dans l'établissement du régime d'un diabétique, il faut tenir compte de la forme du diabète, de son stade d'évolution et de la personnalité morbide de chaque sujet.

VII. L'influence du traitement du diabète en général et du régime alimentaire en particulier doit être jugée tout autant par l'état de la nutrition générale que par l'existence et le taux de la glycosurie.

Reprenons brièvement ces diverses propositions pour les justifier et en indiquer les principales conséquences.

I. *Le problème de l'hygiène alimentaire du diabète consiste à fournir au diabétique une alimentation qui subvienne aux dépenses de l'organisme en calories, en réduisant la déperdition glycosurique au minimum, ou en tenant compte de cette déperdition lorsqu'on ne peut la supprimer.*

Une ration alimentaire suffisante est nécessaire au diabétique comme à tout être vivant qui veut conserver l'intégrité de son organisme. Chez le diabétique, il faut éviter de faire entrer dans cette ration une quantité telle d'aliments glycogéniques que le sucre puisse passer dans les urines, ou, tout au moins, il convient de réduire au minimum la déperdition par les urines des aliments hydrocarbonés, car c'est là une perte pour la nutrition. Lorsque la glycosurie ne peut pas être supprimée, ce qui est le cas dans le diabète grave, il faut remplacer le glycose perdu par des substances grasses ou des substances albuminoïdes : la polyphagie des diabétiques rend parfois la chose facile.

II. *Dans le diabète grave, l'alimentation exclusive par les substances azotées et la graisse constitue l'alimentation la meilleure en théorie.*

Dans le diabète bénin et dans les formes légères du diabète grave, il suffit de diminuer l'ingestion des hydrates de carbone pour amener la disparition complète de la glycosurie. Il n'en est plus de même dans le diabète grave, et surtout dans le diabète maigre. Dans certains cas même, la suppression complète des hydrates de carbone n'amène pas la suppression de la glycosurie. Le mieux serait alors, en théorie, de donner aux diabétiques la quantité d'azote nécessaire pour la réparation des pertes subies par les masses albuminoïdes et de leur fournir de la graisse pour les combustions vitales. En fait, on a pu soumettre avec avantage quelques diabétiques à un régime exclusivement composé de viandes et de graisses, tandis que chez d'autres, le résultat a été plus que médiocre. On devait s'y attendre, car pour qu'un régime ainsi constitué soit utile, trois conditions sont nécessaires : 1° que la graisse soit bien digérée et absorbée; 2° que les masses cellulaires puissent assimiler l'azote; 3° que l'organisme ait une vitalité suffisante pour brûler le glycose et la graisse.

III. *L'excès des substances albuminoïdes peut cependant être nuisible, soit parce qu'elles fournissent elles aussi, une certaine quantité de glucose, soit parce qu'elles donnent naissance à des substances toxiques.*

L'expérimentation et la clinique ont démontré que l'on peut accroître l'élimination du sucre par les urines en augmentant d'une façon notable la proportion de la viande dans la ration alimentaire des diabétiques. Cet inconvénient n'est pas le plus grave qui se puisse produire sous l'influence d'une alimentation excessive. En effet, il paraît certain que les toxines qui prennent naissance dans l'intestin, par la décomposition des albuminoïdes, sont la cause principale des accidents d'auto-intoxication si graves quelquefois chez les diabétiques. Le coma diabétique se montre volontiers à la suite d'une diète exclusivement carnée, il en est de même des accidents urémiques, très fréquents chez les vieux diabétiques.

IV. *Il y a donc intérêt à accorder aux diabétiques une quantité de substances amylacées voisine du maximum qu'ils peuvent en supporter sans que la glycosurie apparaisse ou qu'elle dépasse la glycosurie minima.*

Ce principe résulte des inconvénients d'une alimentation trop fortement azotée et de la difficulté qu'on trouve souvent à substituer entièrement la graisse aux hydrates de carbone.

Il vaut mieux vivre avec du sucre dans l'urine que mourir tué par un régime trop sévère.

V. *Il y a lieu de tenir compte de l'équivalence calorique et de l'équivalence glycosurique des aliments amylacés dans l'établissement du régime des diabétiques.*

La suppression absolue des hydrates de carbone dans l'alimentation des diabétiques n'est guère réalisable dans la pratique. Beaucoup de diabétiques peuvent supporter une petite quantité d'hydrates de carbone sans avoir d'augmentation de leur glycosurie. Qu'importe dès lors la forme sous laquelle ils ingèrent ces hydrates de carbone ! Vous donnez du pain de gluten à un diabétique ; ce pain n'est jamais complètement dépouillé de son amidon : le résultat serait le même si vous lui aviez donné une quantité de pain ordinaire équivalente en amidon, ou une quantité de pommes de terre équivalente en fécule, etc. Il importe donc que les médecins et les malades connaissent la valeur relative des divers aliments amylacés et féculents.

Cette équivalence se trouve exprimée dans les tableaux qui donnent la composition chimique des principaux aliments. Mais il n'est question ici que de l'*équivalence calorique*. Il conviendrait d'établir également leur *équivalence glycosurique*. Il paraît en effet bien démontré que les différentes substances sucrées passent plus ou moins facilement dans l'urine des diabétiques : c'est ainsi que la lévulose provoquerait beaucoup moins facilement l'apparition du sucre dans les urines que la saccharose ou le sucre de raisin, par exemple; malheureusement, on manque encore sur ce point de données exactes et utilisables en pratique; ce sont des points sur lesquels nous reviendrons plus loin.

VI. — *Dans l'établissement du régime d'un diabétique, il faut tenir compte de la forme du diabète, de son stade d'évolution et de la personnalité morbide de chaque sujet.*

Cette proposition ne nous paraît pas réclamer de commentaires; nous en indiquerons les conséquences pratiques dans un chapitre ultérieur.

VII. — *L'influence du traitement du diabète en général et du régime alimentaire en particulier doit être jugée tout autant par l'état de la nutrition générale que par l'existence et le taux de la glycosurie.*

Dans certaines circonstances, il vaut mieux laisser persister un certain degré de glycosurie que d'exposer le malade à des accidents graves par un régime trop sévère.

Le poids, l'aspect du malade, l'état de ses forces musculaires ont une importance considérable dans l'appréciation de son état. La présence dans l'urine du diabétique gras d'une quantité assez faible de sucre n'a qu'une valeur minime si l'état général reste bon, si le poids tend à se relever, si la vigueur musculaire ne diminue pas trop.

Un diabétique qui fournit une somme notable de travail musculaire sans fatigue, qui ne maigrit pas, qui se sent vigoureux, est dans une condition physiologique bien préférable à celle d'un autre diabétique qui, avec la même quantité ou même avec une quantité moindre de sucre est sans forces, sans vigueur, incapable d'un travail physique un peu intense, surtout s'il ne doit cette faible glycosurie qu'à l'action persistante d'un régime très sévère.

Ajoutons encore que le taux de l'urée, comparé à la richesse du régime en azote, la présence ou l'absence d'albumine, ont tout autant de valeur pour le pronostic et le traitement de la glycosurie. Ces principes établis, nous allons voir comment les auteurs ont jusqu'ici résolu le problème de l'alimentation des diabétiques; et nous passerons successivement en revue les régimes absolus et les régimes atténués.

Les régimes absolus ne doivent être employés qu'à titre de régimes d'épreuve, et dans certains cas seulement. Les régimes atténués procèdent tous du régime de Bouchardat; le régime d'Ebstein, sauf quelques réserves d'ordre secondaire, nous paraît le mieux compris.

Après cette revue critique, nous dirons comment nous concevons nous-mêmes l'établissement du régime dans les diverses formes cliniques du diabète, car on ne peut avoir la prétention de donner une formule *ne varietur* qui s'applique également à tous les cas.

CHAPITRE II

Les régimes exclusifs.

Régime de Rollo. — Le premier en date parmi ces régimes paraît avoir été celui de Rollo. Ce régime, basé sur l'emploi des seuls aliments d'origine animale, comprenait surtout la viande et la graisse. Cette viande et ces graisses ne devaient pas être prises fraîches, afin que la digestion en fût plus facile; le malade devait soigneusement s'abstenir de toute alimentation végétale.

Régime de Cantani. — Le régime de Cantani reposait primitivement sur un principe analogue. Le malade ne devait se nourrir que de viande et de graisses.

Les viandes. — Les malades, d'après ce régime, peuvent prendre toutes les viandes et les poissons. Les divers abatis entrent dans leur alimentation, le foie seul doit en être exclu, à moins qu'il ne s'agisse de diabète léger. Primitivement Cantani défendait les mollusques et les crustacés; ultérieurement il modifia son opinion, il en autorisa l'usage, même dans les cas de diabète grave.

Les graisses. — Le beurre, d'abord exclu de ce régime, fut ultérieurement permis. Les graisses animales sont toutes permises; dans certains cas, Cantani joint même à l'alimentation l'usage de l'huile de foie de morue. Il a d'ailleurs préconisé l'emploi des graisses pancréatinisées par un contact plus ou moins prolongé avec des morceaux de pancréas frais. L'huile d'olive pure n'était permise que dans les cas de diabète léger.

Boisson. — Eau pure ou eau de seltz; si le malade est habitué aux boissons alcooliques, on l'autorise à joindre 20 à 30 grammes d'alcool à son eau. Dans quelques cas, le vieux bordeaux, le thé et le café en petite quantité seront permis. Ultérieurement, Cantani s'est montré plus tolérant et a autorisé plus fréquemment l'usage de ces boissons.

Hydrates de carbone. — *Abstension absolue des hydrates de carbone, de quelque nature qu'ils soient.*

Préparation des aliments. — S'abstenir complètement des épices. Le sel et les aliments salés ne sont tolérés qu'à très faible dose. Suppression du vinaigre et du citron, qui sont remplacés par des solutions diluées d'acide acétique et citrique.

Quantité des aliments. — Il faut modérer la quantité des aliments. On doit même prescrire de temps en temps des périodes de jeûne plus ou moins prolongées.

Direction générale du régime. — La direction générale du régime fixée par Cantani en 1889 est venue apporter quelques atténuations à la rigueur de ses premières prescriptions; elle est fondée sur la reprise progressive et prudente de l'alimentation ordinaire. Le tableau suivant fera comprendre la manière dont un pareil régime doit être conduit.

3 premiers mois au moins : suppression de tous les hydrates de carbone et des aliments herbacés. Alimentation exclusivement par de la viande et des graisses.

4e mois : dans les formes légères lorsque le sucre a tendance à disparaître des urines : légumes verts, amandes, olives.

5e mois : fromage fermenté, lait et laitage.

6e mois : vin, fruits modérément sucrés.

7e mois : adjonction de quelques pâtisseries, retour au régime habituel, mais cependant suppression des plats farineux et des mets sucrés.

Résultats du régime de Cantani. — Suivant Cantani, un pareil traitement aurait donné 73 guérisons sur 105 cas. On s'est demandé, sans doute avec raison, si ces guérisons ne devaient pas être surtout rapportées à ces glycosuries d'origine alimentaires particulièrement fréquentes en Italie. En tout cas, il s'agirait bien rarement de guérisons complètes, mais plutôt d'améliorations passagères. Pourtant, suivant Cantani, les rechutes sont rares. En tout cas, ce régime reste passible de nombreuses et très sérieuses objections : nous avons déjà discuté le principe de la diète sarco-adipeuse; nous avons dit que, si son emploi paraît juste en théorie, il ne saurait en être de même en pratique. Trop sévère dans les cas de diabète léger, insuffisante à amener la disparition définitive du sucre dans les cas de diabète grave, la diète sarco-adipeuse expose toujours aux accidents redoutables de l'acétonémie; aussi nous semble-t-elle devoir être abandonnée dans la pratique. Un fait, publié par Ebstein en 1881, mérite à ce point de vue d'être retenu : il s'agissait d'un diabète grave avec amaigrissement considérable. Sous l'influence d'un régime composé presque exclusivement de substances albuminoïdes animales, le coma diabétique apparaît. Suppression du régime et disparition du coma, qui se montre à nouveau sous l'influence d'une reprise de la diète sarco-adipeuse. Des observations analogues auraient été publiées par Jænicke. Suivant Dreyfus-Brisach, le régime de Cantani pourrait encore entraîner des accidents qui, pour être d'un danger moins immédiat, n'en devraient pas moins être soigneusement évités. Sous l'influence de l'alimentation azotée, l'alcalinité du sang diminuerait; or ce fait est d'une extrême importance, puisque l'on sait que c'est là une condition favorable au développement de l'acétonémie : l'alcalinité du sang est d'ailleurs une condition favorable pour la résistance aux divers infections qui menacent le diabétique (Charrin). Sous l'influence de la diète carnée, on a signalé l'apparition de la gravelle et de la goutte, toujours prêtes à se montrer sur un terrain arthritique. L'albuminurie même a été attribuée à ce régime soit en raison de l'excès de substances albuminoïdes qu'il introduit dans l'organisme, soit par une conséquence secondaire de l'augmentation des urates et des oxalates que doit éliminer le rein. Telles ne sont pas les seules objections que soulève le régime de Cantani ; on ne saurait oublier qu'un pareil régime sera toujours difficilement suivi par les malades, en raison de sa monotonie, et du dégoût qu'il entraîne bientôt. Enfin la restriction des aliments doit-elle être admise lorsqu'on sait que le diabétique n'a que déjà trop de tendance à l'autophagie, lorsqu'on pense qu'il faut fournir à son organisme une source d'énergie qui lui manque sans cesse ?

Régime lacté. — Ce régime est basé sur l'usage exclusif et continu du lait. La composition exacte du lait nous est connue. D'après Filhol et Joly, l'analyse du lait de vache donne ces résultats :

Eau	86,13
Caséine et albumine	4,92
Corps gras	4,05
Lactose	5,50
Sels divers	0,40

Si nous comparons entre elles la composition des divers laits, nous aurons le tableau suivant :

Eau.

Vache	86,13
Anesse	90,12
Jument	82,80
Chèvre	79,10

Caséine et albumine.

Vache	4,92
Anesse	2,03
Jument	1,64
Chèvre	8,69

Corps gras.

Vache	4,05
Anesse	1,55
Jument	6,87
Chèvre	8,55

Sucre de lait.

Vache	5,50
Anesse	5,80
Chèvre	2,70

En pratique, le lait de vache est presque seul employé dans le régime lacté exclusif; on voit pourtant que, pour le régime des diabétiques, il paraît inférieur au lait de chèvre; celui-ci, en effet sous un volume égal, contient deux fois plus de matières albuminoïdes et deux fois plus de graisse, il renferme d'ailleurs deux fois moins de sucre de lait.

La composition du lait de vache bouilli ne saurait être de tout point comparé à celle du lait cru. Sous l'influence de l'ébullition, il se produit à volume égal, des modifications dans les quantités de beurre et de caséine, alors que la quantité de lactose reste sensiblement la même, ainsi qu'en témoignent les analyses suivantes :

A. — *Analyse de M. Yvon.*

	Lait cru.	Lait bouilli.
Densité	1028	1029
Eau	887,78	897,77
Beurre	28,60	26,10
Lactose	50,85	56
Caséine et albumine	26,45	12,13

B. — *Analyse de M. Girard.*

Densité	1029	1032
Eau	882,7	864,5
Beurre	38,10	44,7
Lactose	49	50
Caséine et albumine	44,6	34,2

Quelque différentes que soient ces deux analyses, elles permettent pourtant de reconnaître, qu'au point de vue nutritif du moins, le lait bouilli sera inférieur au lait cru dans le régime des diabétiques. Pourtant, on ne doit pas oublier que des considérations d'un ordre tout différent doivent souvent faire préférer le lait bouilli au lait cru.

Comment le régime lacté absolu pourra-t-il fournir la ration d'entretien nécessaire au diabétique? Nous savons que : 1° pour un adulte de poids moyen, au repos, la ration alimentaire est :

Albumine	100 gr.
Graisse	56 —
Hydrates de carbone	400 à 450 —

2° Avec un travail modéré :

Albumine	110 gr.
Graisse	56 —
Hydrates de carbone	500 —

Que fournira donc une diète constituée par 3 ou 4 litres de lait[1]?

	3 litres	4 litres
Albuminoïdes	147	197
Graisse	121	161
Hydrates de carbone	165	220

On voit donc que le gros déficit d'un pareil régime est représenté pour un homme sain par la quantité insuffisante des hydrates de carbone, mais ce défaut ne saurait avoir d'importance dans le régime des diabétiques s'il est compensé par une quantité complémentaire d'albuminoïdes et

1. Mathieu, *Régime alimentaire dans la dyspepsie.*

de graisses. Or l'excédent d'albuminoïdes pour une quantité de 4 litres est de 97 grammes sur la ration normale, l'excès de graisse est de 105 grammes. Cet excédent donnera 1374 calories, qui, jointes à celles produites par le reste de la ration, moins les hydrates de carbone, fourniraient en tout un total de 2295 calories. Mais un homme de 1 m. 75 a droit au repos à 2625 calories; en supposant donc que le diabétique soumis au régime fût incapable d'utiliser la lactose, le déficit en calories serait pour lui d'au moins 330. En réalité il risquerait fort d'être plus considérable encore, car on peut difficilement compter sur l'élaboration de la totalité de la graisse fournie par l'alimentation. Si maintenant l'on vient à considérer les cas où le diabétique peut élaborer encore les hydrates de carbone, la question devient toute différente et doit être examinée de plus près encore. Dans quelle mesure la lactose est-elle assimilable par l'organisme? Le coefficient d'utilisation de ce sucre a été jugé différemment : tandis que quelques auteurs le considèrent comme le sucre le plus facilement assimilable par l'individu sain, d'autres le mettent au dernier rang. Chez le diabétique, la question est encore plus complexe. Bouchardat passe pour avoir nettement proscrit le lait du régime des diabétiques; en réalité son opinion est plus complexe et mérite d'être entièrement exposée. Bouchardat a souvent constaté que lorsqu'on ajoutait au régime d'un glycosurique un litre de lait, l'élimination de sucre par les urines augmentait de 50 grammes : Bouchardat ignore d'ailleurs sous quelle forme se présente cet excès de sucre urinaire, pourtant il suppose qu'il s'agit de glucose. Mais si Bouchardat savait que le lait joint à un régime ordinaire pouvait augmenter la quantité du sucre, il n'ignorait pas qu'il est certains diabétiques qui utilisent la lactose : à ceux-là on peut, suivant lui, permettre l'usage du lait, tout en les surveillant de très près : « Je ne saurais trop répéter à propos du lait, dit-il, ce que j'ai dit pour beaucoup d'autres aliments glycogéniques : vérifiez rigoureusement avec la balance l'influence du lait intervenant dans l'alimentation de chaque glycosurique individuellement. S'il l'utilise, continuez-en l'usage, sinon modérez-en l'emploi ou supprimez-le. *Chaque malade a son équation idiosyncrasique pour chaque aliment glycosurique en particulier.* » Quoi qu'il en soit, dans le régime ordinaire des diabétiques, Bouchardat remplace le lait par la crème. Dujardin-Beaumetz a nettement condamné le lait. Ebstein, moins sévère, reconnaît que certains diabétiques peuvent assimiler le sucre de lait.

Le régime lacté exclusif et l'utilisation du lait par les diabétiques ont été récemment étudiés de nouveau par plusieurs auteurs.

Bourquelot et Troisier [1] ont vu le sucre urinaire augmenter en proportion assez exacte avec la quantité de sucre de lait ingéré. Nous avons exposé ailleurs [2] les recherches faites par Hofmeister, Worm-Müller, Moritz, Linossier et Roques, Straus sur l'utilisation des diverses substances sucrées, sur la proportion et la modalité de leur passage dans l'urine; nous n'y insisterons pas ici.

Charrin [3] et Œttinger [4] ont obtenu de très bons résultats de l'emploi du régime lacté exclusif dans le diabète. Un premier malade de Charrin a ingéré pendant quatorze jours 4 litres de lait par vingt-quatre heures, soit environ 160 grammes de lactose; or pendant les quatorze jours, il n'a éliminé que 15 grammes de sucre par jour, tandis qu'avant le régime lacté il en éliminait plus de 60. Chez une femme diabétique ayant pris 2 à 3 litres de lait par jour, soit environ 120 grammes de lactose, on a vu la glycosurie diminuer, et le poids du corps augmenter. Œttinger a également observé la diminution de la glycosurie à la suite du régime lacté.

L'un de nous (A. Mathieu) a, dans ces derniers

1. Assimilation du sucre de lait, *Semaine médicale*, 1889, p. 67.

2. Voyez p. 165.

3. Le régime lacté chez les diabétiques, *Semaine médicale*, p. 236, 1896.

4. Le régime lacté et les diabétiques, *ibid.*, p. 57, 1897.

temps, soumis deux diabétiques au régime lacté. Chez l'un d'eux, qui présentait en même temps une légère albuminurie et des accidents d'urémie dyspnéique, le sucre a disparu complètement de l'urine; chez l'autre, au contraire, la glycosurie a persisté; elle augmentait lorsqu'on élevait la quantité de lait prise en vingt-quatre heures.

Il y a donc des diabétiques chez lesquels le régime lacté absolu fait disparaître complètement le sucre de l'urine et d'autres chez lesquels ce résultat n'est pas obtenu. Il convient, dans la pratique, de tenir compte de ces prédispositions personnelles et de suivre, dans l'administration du lait, les sages conseils donnés par Bouchardat.

Le *régime lacté partiel*, lorsqu'il n'augmente pas notablement la glycosurie, apporte dans tous les cas un appoint des plus précieux à l'alimentation.

Le *régime lacté intégral* peut être indiqué formellement dans certaines complications particulières du diabète. Dreyfus-Brisach le recommande dans les conditions suivantes :

« Pour notre part dit-il, nous ne l'employons que dans le cas où les fonctions digestives sont très altérées, où l'estomac se refuse à l'ingestion soit de la viande, soit des corps gras, où surtout l'acétonémie est imminente. Alors, mais alors seulement, nous avons eu à nous louer du régime lacté mixte ou même absolu suivi pendant quelques jours, jusqu'à ce que la réaction de l'acétone dans les urines et les troubles digestifs aient disparu ; chez certains diabétiques, à la période de cachexie, il rendra à ce titre de grands services. »

A ces indications que nous acceptons, nous ajouterons les accidents d'auto-intoxication urémique qui ne sont pas très rares chez les vieux diabétiques. Chez eux, l'artério-sclérose et la dégénérescence rénale prennent souvent une grande importance et leurs dangers sont beaucoup plus graves que ceux qui résultent de la glycosurie. Dans ces conditions, le régime lacté devient tout à fait obligatoire : les indications résultant de l'auto-intoxication par insuffisance rénale passent bien avant celles du diabète.

Voici comment Donkin ordonne le régime lacté dans le traitement du diabète. Dans une première phase, le régime lacté est intégral. Le malade commence par prendre 3 litres de lait ; on élève cette quantité jusqu'à 6 litres. Le lait est pris écrémé, frais ou tiède, mais n'est jamais bouilli. Dans une deuxième période, lorsque le sucre diminue dans les urines, on restreint la ration de lait, qu'on donne dès lors sans l'écrémer, puis on adjoint progressivement à ce régime quelques repas de viande, des légumes verts ; on s'abstient de graisse. Enfin, on ajoute l'usage du vin et du pain de gluten et de son.

Nous ne comprenons pas pourquoi Donkin conseille l'usage du lait écrémé. En enlevant le beurre il prive les diabétiques d'une substance grasse qui leur convient très bien et qui leur apporte, sous un petit volume, un aliment d'une grande valeur thermogénique et dynamogénique.

On voit aussi que le régime lacté absolu est, d'après Donkin, un régime préparatoire, un régime de mise en train, et qu'il fait bientôt place au régime mixte. Il est possible que quelques diabétiques puissent bénéficier d'une semblable cure de quelques jours faite de temps en temps. Mais encore une fois, il faut tenir compte de l'état particulier du malade et ne faire cet essai qu'en le surveillant avec soin. Les inconvénients d'une augmentation momentanée de la glycosurie pourraient être largement compensés par les avantages qui résultent de la diminution des fermentations gastro-intestinales et de l'augmentation de la dépuration urinaire.

CHAPITRE III

Les régimes atténués.

Régime de Bouchardat. — Le régime de Bouchardat diffère essentiellement de ceux que nous avons examinés jusqu'à présent. Cet auteur considère que l'on doit supprimer les féculents et les sucres, non par principe, mais par nécessité. Aussi conseille-t-il de conduire le régime de la façon suivante : dès qu'on reconnaît la glycosurie chez un malade, on lui prescrit, sans changer son alimentation, de peser ses mets et ses boissons, de mesurer ses urines, de faire doser son sucre. On en évalue la quantité totale en 24 heures : « Ce sera la base, dit Bouchardat, dont vous partirez pour apprécier les effets du traitement. Le régime doit être suivi, dans certains cas, pendant de longues années; mais pour qu'il le soit sans difficulté, il faut que le malade ait toujours présent à l'esprit cet axiome que les féculents et les sucres sont tout à fait nuisibles quand les urines renferment du sucre, mais qu'ils sont au contraire très bons lorsqu'ils sont utilisés, c'est-à-dire lorsqu'ils ne donnent pas lieu à la présence de sucre dans les urines. C'est avec une grande difficulté que l'on remplace complètement les féculents dans l'alimentation de l'homme; il faut donc revenir à leur usage aussitôt qu'ils ne sont pas nuisibles. On peut le savoir avec certitude en essayant journellement les urines. Cet essai de tous les jours est, pour la glycosurie, comme la boussole qui dirige le navigateur sur les mers inconnues. » (Bouchardat). Si la quantité des matières amylacées et des hydrates de carbone doit être méthodiquement modérée, comment convient-il de compenser le déficit de la ration alimentaire chez le diabétique? Par la viande, la graisse et les matières herbacées, répond Bouchardat. Par la viande? mais la plupart des diabétiques sont portés à consommer trop de matières albuminoïdes; affaiblis, épuisés, ils espèrent trouver de nouvelles forces par un excès d'alimentation; le médecin les fortifie même dans ces idées, car il sait que la viande contient peu d'hydrate de carbone, et que son évolution digestive ne saurait en fournir une grande quantité. En réalité, la consommation de la viande est presque toujours exagérée chez les diabétiques : il faut leur conseiller, comme une prescription de la plus grande importance, « la modération dans la quantité de viandes, d'œufs, poissons, fromages, ou d'autres aliments azotés intervenant dans le régime de chaque jour, mais on doit se souvenir de deux principes : 1° que l'alimentation n'est réellement réparatrice que lorsqu'elle est complète; 2° que l'excès d'un principe immédiat alibile, par rapport aux autres qui sont nécessaires pour réparer les forces, est plutôt nuisible qu'utile; nous ne saurions trop rappeler, ajoute Bourchardat, que ce ne sont pas les aliments qu'on ingère qui donnent des forces et réparent les pertes, mais ceux qu'on utilise ». Mais si on doit condamner l'excès de l'alimentation azotée, il faut la permettre en quantité suffisante; il faut même se rappeler que c'est graduellement qu'il convient de ramener le malade à des habitudes plus sobres. Les corps gras conviennent pour remplacer les féculents, mais leur emploi doit encore être réglé par des principes absolus. « 1° Les corps gras, à poids égal, ont une puissance de calorification beaucoup plus grande que celle des féculents; 2° les appareils destinés à émulsionner et à absorber ces corps gras ont une activité limitée. Les aliments herbacés conviennent pour diverses raisons aux diabétiques : ils contiennent peu de féculents et de dextrine, rarement ils renferment une quantité notable de sucre; par contre les herbes sont riches en matières azotées et grasses. Riches en potasse, ils contribuent à maintenir l'alcalinité du sang. Enfin, en raison de leur richesse en cellulose, ils lutteront d'une façon efficace contre la constipation qui est commune au cours du diabète. » Ces aliments facilitent d'ailleurs l'absorption des graisses avec lesquelles on les accommode. Ils remplissent enfin une dernière indication : ils augmentent le volume de la masse alimentaire que l'on fournit aux diabétiques ; il faut en effet se garder de leur donner des aliments trop condensés afin de leur épargner cette sensation de vide stomacal qui leur est si pénible. Bouchardat recommande de mâcher avec grand soin et lentement les aliments : il espère ainsi rétablir l'activité des fonctions digestives; il suppose qu'en présence d'aliments finement divisés la salive mixte cesse d'être acide pour reprendre ses caractères normaux. Bouchardat est partisan de la restriction des boissons chez le diabétique; tant que les urines dépassent un litre et demi dans les vingt-quatre heures, le malade diminuera la quantité des aliments liquides, bouillons, consommés, soupes; il boira à petits coups, se rincera la bouche avec de l'eau glacée. Il combattra le sentiment de la soif en mâchant des graines de cacao caraque torréfiées, ou mieux des olives, des grains de café.

Le nombre des repas doit être modéré. Deux repas sont préférables à trois ou quatre : l'un doit être à dix heures, l'autre à six. On évitera le sommeil et le repos après le repas; une promenade au sortir de la table convient très bien. Le malade ne doit se coucher que quatre ou cinq heures après le dernier repas.

Les aliments ont été divisés par Bouchardat en deux groupes :

« 1° Les aliments défendus tant qu'il ne sont pas utilisés, c'est-à-dire tant qu'ils donneront du sucre dans les urines;

2° Les aliments permis, parmi lesquels il faut en remarquer un certain nombre après l'usage desquels il faut pratiquer l'examen des urines. »

I. Aliments défendus. — *Les féculents* : pain ordinaire composé de froment, seigle ou orge, les pâtisseries, le riz, le maïs et les autres céréales; les pommes de terre, les fécules de pomme de terre, d'arrow-root, de sagou, de tapioca; les pâtes farineuses de toutes sortes, telles que semoule, macaroni, vermicelle, etc.

Les légumes et fruits farineux : haricots, pois, lentilles, fèves, marrons, châtaignes.

Les légumes sucrés, tels que radis, raves, carottes, navets, etc.

Tous les fruits : en particulier prunes, pruneaux, abricots, raisins frais ou secs, figues, ananas, poires, pommes, melons.

Aliments sucrés : confitures de toutes espèces, glaces, sorbets, miel, lait.

Les boissons acides sucrées ou gazeuses : bière, cidre, vins mousseux ou sucrés, eaux gazeuses, limonades et autres boissons acides.

Les aliments contenant des oxalates : tels que l'oseille.

II. Aliments permis. — *Pain* : pain de gluten Cormier, pain de gluten ordinaire, pain préparé avec de la farine de son épurée et avec des œufs, gâteaux d'amandes douces sans sucre, biscuits de gluten, gâteaux de gluten.

Potages : consommé et bouillon sans pain, consommé ou bouillon aux choux, aux poireaux, aux œufs, à la bisque sans pain, les potages gras, accommodés aux pâtes de gluten ou au beurre, les chocolats sans sucre, et les chocolats au gluten.

Hors-d'œuvres : œufs, saucisses, petit salé, boudin noir, jambon, côtelettes et rôti de porc, hareng frais et hareng saur, sardines, huîtres, escargots, thon mariné, salade d'anchois, olives, artichaut à la poivrade, saucisson de Lyon ou d'Arles, langues, hures, crevettes, caviar, homard, langouste, écrevisse.

Viandes : Bœuf, tous les morceaux, même le pancréas (fagoue), agneau, mouton (les rognons sont permis, la cervelle n'est pas signalée), veau (tous les morceaux; la cervelle, les rognons, la fagoue sont autorisés).

Rôtis : filets de bœuf et de cheval, porc, gigot, veau, chevreuil, poulet et poularde, pigeon, canard et caneton, oie, dinde, faisan, perdreau, ortolan, caille, bécasse, bécassine, grives, pluviers, sarcelles, becfigues, alouettes.

Volailles : poulet ou chapon, canard et caneton, pigeon, galantine de volaille.

Gibier : perdreau, bécasse, bécassine, canard sauvage, mauviettes, grives, cailles, sarcelles, chevreuil, lièvre.

Œufs sous toutes les formes.

Poissons : brochet, barbillon, truite, bar, meunier, perches, tanches, barbues, turbot, saumon sole, merlan, maquereau, éperlan, carpe et anguille, laitances de carpe, hareng, morue, raie, anguille de mer, limande, cabillaud, moules.

Grenouilles, homard ou langouste, écrevisses ou crevettes.

Salades et légumes : laitue, romaine, escarole, chicorée, barbe de capucin, mâche, pissenlit, scorsonère, cresson, haricots verts, choux-fleurs, artichauts, choux, choux de Bruxelles, choucroute, chicorée, asperges, épinards, champignons, salsifis, cardons, morilles, truffes, concombres.

Desserts : fromages à la crème sans sucre, Gervais, de Neufchâtel, bondon, de Brie, d'Auvergne ou Mont-Dore, de Gruyère ou de Hollande, de Roquefort ou de Pont-Lévêque, de Chester ou de Parmesan, de Stilton ; tous les fromages frais, sans sucre et égouttés ; les amandes, noix et noisettes fraîches ; pistaches sèches ou grillées.

Vins et boissons. — Un litre de vin au maximum

en vingt-quatre heures pour un homme. Un demi-litre pour une femme.

Bouchardat recommande l'usage des vins suivants :

Vins rouges vieux : Migraine, Chaînette, Mâcon, Côte Saint-Jacques, Pomard, Nuits, Beaune, Chambertin, Clos Vougeot, Romanée, Ermitage, Bordeaux, Médoc, Château-Larose, Saint-Julien, Château-Laffitte, Cahors, Saint-Georges.

Vins blancs vieux : Madère ou Marsalla, Chablis, Pouilly, Mont-Rachet, Grave, Sauterne, Côte-Rotie, Ermitage, Xérès, Château-Châlons, Rhin.

Le vin de table peut être pris coupé d'eau de Vals, source Saint-Jean,

Bouchardat n'admet d'ailleurs pas sans réserve l'usage du vin. Le vin doit être employé au début comme un stimulant surtout utile pour permettre au malade de se livrer aux exercices du gymnase Mais tant qu'on en prolonge l'usage, il convient de surveiller soigneusement les urines. Suivant Bouchardat, l'usage de doses trop élevées de vin, joint à une alimentation riche et à un exercice insuffisant, amène presque constamment la présence d'un excès d'acide urique dans les urines. Tant que ce dépôt d'acide urique se produira, il conviendra de supprimer ces boissons alcooliques, et de diminuer le vin, qu'on supprimera à son tour si l'acide urique continue encore d'être en excès.

En dehors même des liquides alcooliques, le

régime des boissons ne saurait, suivant Bouchardat, être considéré avec indifférence chez les diabétiques.

La quantité des boissons devra être réglée sur la quantité des urines. Tant que le taux des urines est supérieur à deux litres, on doit prescrire aux malades de boire le moins possible. Lorsque le taux des urines descend trop bas, lorsqu'elles déposent des urates, il convient d'augmenter les boissons aqueuses jusqu'à atteindre à nouveau un litre et demi ou deux litres.

Les boissons aqueuses que prescrit Bouchardat sont : l'eau potable de bonne qualité, l'eau de goudron, les décoctions de lin, de queues de cerises, de stigmates de maïs, de feuilles de cassis, de saponaire, de fleurs de houblon, la macération de quassia, de quinquina. Les solutions légères de glycyrrhizate d'ammoniaque, de nitrate de potasse (1 gramme) de bicarbonate de soude (2 grammes).

Bouchardat prescrit les eaux alcalines d'une manière générale à tous ses malades; elles doivent alterner avec les boissons aqueuses. Tantôt on alcalinisera de l'eau ordinaire avec le bicarbonate de potasse, que Bouchardat préfère au bicarbonate de soude, tantôt on usera des eaux minérales naturelles et en particulier de l'eau de Vals.

Café, thé, liqueurs. — Nous avons déjà vu combien Bouchardat se montre réservé à l'égard des liqueurs; il en conseille l'abstinence absolue ou l'usage très modéré. Encore doit-on les suspendre dès qu'elles déterminent la moindre excitation cérébrale.

Le thé et le café ne doivent pas être employés sans précaution; le thé pourra agir comme stimulant général, le café sera employé pour combattre la somnolence et l'engourdissement dont se plaignent souvent les diabétiques. Dans certains cas le café aurait pu contribuer à hâter la diminution du sucre. On doit en prendre une tasse au déjeuner, parfois deux dans les vingt-quatre heures. L'ingestion du café doit toujours être suivie d'une période d'exercices physiques. Quelque utiles que semblent ces boissons, on en surveillera l'effet en pratiquant fréquemment l'examen des urines. Dans quelques cas en effet Bouchardat a vu l'absorption d'une dose considérable de thé être suivie d'une augmentation de la glycosurie. Le thé et le café pourront être adoucis par une certaine quantité de lait. On a également proposé d'y ajouter de la glycérine.

Préparation des aliments. — Bouchardat a longuement insisté sur la préparation des aliments et son remarquable ouvrage contient, avec l'énumération des différents mets, la liste des diverses façons dont on doit les accommoder : pour précieux que soit un pareil travail, nous ne prétendons pas le reproduire ici. Pourtant il est certains éléments de ce programme que nous ne pouvons passer sous silence.

On ne permettra, dit Bouchardat, aucune sauce préparée avec des farines de froment, de céréales ou de légumineuses. On supprimera la chapelure, qui doit être remplacée par la farine de gluten, la poudre de gluten panifiée, le jaune d'œuf, le beurre et la crême. Dans l'accommodement des plats on proscrira encore le sucre, le caramel, les carottes, les oignons, les navets, les raves. Les légumes sucrés seront blanchis à grande eau, égouttés, divisés menu.

La viande peut être employée peu cuite, la viande saignante conviendrait particulièrement aux diabétiques qui font des exercices violents. Lorsque les malades sont affaiblis et anémiés, on peut prescrire la viande crue, filet ou entrecôte de bœuf, que l'on fait prendre dans du bouillon.

Ainsi le régime de Bouchardat constitue essentiellement un régime de conciliation. Le choix des aliments est basé sur deux principes : « 1° faire disparaître le sucre des urines ; 2° varier le régime pour le rendre complet et soutenir l'appétit ». Assurément ce régime tient compte, dans une large mesure, des exigences de la vie aisée, des goûts et des préférences du malade. Il convient toutefois de faire les plus expresses réserves sur le gluten : Bouchardat n'en surveille guère l'usage, sans remarquer qu'il s'agit d'un aliment qui, en raison de sa composition, est tout au moins fort suspect.

Régime d'Ebstein. — Le régime d'Ebstein par certains côtés se rapproche de celui de Bouchardat. Les aliments que permet Bourchardat sont à peu près ceux dont Ebstein autorise l'usage. Pourtant, entre ces deux traitements, existent plusieurs différences fondamentales. Le diabète n'est pas pour Ebstein une maladie dans laquelle la glycosurie joue le premier rôle. Il faut attacher une importance bien plus considérable à l'état général du malade; on doit le maintenir en équilibre, on doit éviter à tout prix les phénomènes d'auto-intoxication. Le régime des diabétiques doit d'ailleurs être d'une extrême variété, il n'existe pas un régime, il y a des régimes qui seront judicieusement modifiés suivant les divers cas que l'on aura à soigner. Il résulte de ces considérations que la disparition de la glycosurie ne doit pas être le seul but du traitement. Il ne convient donc pas de condamner sans rémission les hydrates de carbone. Ils peuvent être autorisés avec réserves dans certains cas : c'est ainsi que l'on peut permettre l'usage du pain pris en petite quantité, on peut de même laisser le malade joindre à son alimentation les légumes verts alors même que ceux-ci contiennent souvent une notable quantité d'hydrates de carbone. La viande ne saurait constituer le régime exclusif des diabétiques; il faut se garder de provoquer les phénomènes d'intoxication qui résultent trop souvent de la diète sarco-adipeuse, ces accidents se montrant d'autant plus facilement que le diabète est plus grave; si la viande doit prendre une place prépondérante dans le régime des diabétiques, c'est donc plutôt dans les cas de diabète bénin que dans ceux de diabète grave. Une extrême sévérité ne sera pas davantage convenable dans l'établissement du régime des boissons, le diabétique ne doit souffrir ni de la faim, ni de la soif; pourtant il ne faut pas l'encourager à manger avec excès et à boire sans mesure. Mais quelque importantes que soient ces règles, on s'efforcera de ne point tourmenter le malade : il vaut mieux le persuader que le contraindre; aussi le diabétique doit-il comprendre les principes généraux de son régime, grâce à ces précautions le malade le suivra strictement, il n'essaiera jamais d'y échapper. « Le régime le plus approprié doit pour moi, dit Ebstein, durer toute la vie et ne présenter que peu de modifications, faites toujours de la manière la plus prudente. Le régime ne doit pas être établi avec brusquerie, même chez les diabétiques gras dont l'état musculaire est satisfaisant, car chez eux aussi certains inconvénients pourraient en être la conséquence en dehors de toute autre cause. J'ai suffisamment insisté d'autre part sur le fait que, pour les diabétiques maigres et débilités, il fallait procéder avec une prudence plus grande encore. Il ne faut donc jamais négliger cette considération que le diabète sucré est une maladie relativement grave. Les malades doivent s'estimer heureux s'il ne leur reste rien d'autre à craindre qu'une disposition à une rechute, et même ceux qui sont soi-disant guéris, devront encore toute leur vie se comporter autrement que les individus non diabétiques. Les diabétiques atteints très légèrement, s'ils veulent vivre aussi longtemps que possible, devront aussi penser à leur affection et s'astreindre à des règles qui ne sont pas toujours faciles à supporter. Les écarts de régime peuvent avoir souvent des effets inattendus et déterminer des troubles fort graves. Il ne peut y avoir aucun doute à ce sujet : le point *essentiel* et indispensable d'un traitement fructueux du diabète sucré est sa continuation pendant toute la vie. Il ne faut pas interrompre la méthode qui se sera montrée favorable et ne rien y changer sans nécessité absolue. On réussit habituellement à combattre les symptômes du diabète et à diminuer l'élimination du sucre par un régime approprié ; mais les succès plus ou moins grands sont souvent passagers et l'expérience montre qu'il est rare de les voir durables. Les malades raisonnables seuls arrivent à ce résultat. »

Il est d'ailleurs impossible d'établir un régime schématique qui conviendrait à tous les cas. Le régime doit à la fois tenir compte de la forme et de la marche de la maladie, des conditions individuelles, âge, goût, habitudes, il faut même faire entrer en ligne les coutumes du pays où vit le diabétique.

Si le régime des diabétiques doit être institué suivant la forme de la maladie, comment jugera-t-on donc de la gravité de cette forme? Aux deux éléments que tous les classiques admettent, quantité du sucre éliminé par les urines, diminution plus ou moins rapide du sucre sous l'influence d'un régime sévère, Ebstein en joint plusieurs autres : c'est le poids du malade qu'il faut soigneusement surveiller, car tout diabétique qui maigrit est gravement atteint; c'est la présence d'acétone dans les urines qu'indique la réaction caractéristique au perchlorure de fer. La crainte du coma diabétique domine la plupart des prescriptions d'Ebstein, c'est par peur de le provoquer qu'il propose d'appliquer graduellement le régime, de ne pas donner la diète sarco-adipeuse d'emblée, de supprimer peu à peu les hydrates de carbone. C'est le même principe qui le conduit à restreindre les hydrates de carbone avec d'autant plus d'énergie et de rapidité que le diabète est moins grave.

Le régime, pour être approprié à chaque cas de diabète, devra répondre à plusieurs *desiderata* : il ne devra pas seulement être agréable au malade et ne pas nuire à son appétit, il devra avant tout « renfermer les diverses substances alimentaires en quantité suffisante, comme en proportion exacte et variée pour être résorbées aussi complètement que possible et sans fatigue par le tube digestif ». Il faudra donc établir les quantités de graisse et d'albumine qu'il convient d'accorder aux diabétiques. La graisse doit jouer un rôle important dans l'alimentation ; elle ne favorise en aucune façon la production du sucre dans l'organisme, elle constitue un aliment d'épargne, elle empêche la matière glycogène des tissus d'être transformée en variété de sucre aisément diffusible. En dehors de la quantité de graisse que contiennent les aliments, on ne doit pas fournir au diabétique plus de 250 grammes de graisse, on en permettra 300 grammes au plus pour les diabétiques qui travaillent. Cette graisse sera donnée fraîche ; le beurre, le jaune d'œuf, le fromage sont les substances grasses dont Ebstein recommande particulièrement l'usage ; le gras de jambon, les huiles végétales seront d'un emploi moins facile.

Le dosage de la quantité de viande est moins aisé. Ebstein donne 127 grammes d'albumine au diabétique robuste, ne présentant aucun signe qui puisse faire craindre le coma. Il lui accorde donc environ 700 grammes de viande de bœuf maigre; il faut ajouter à cette ration d'albumine, la quantité de cet élément que l'on peut encore trouver dans le fromage et les œufs dont le malade fait usage. Mais c'est là une quantité maxima qui n'est permise que chez les individus robustes et bien nourris, capables de supporter la privation des hydrates de carbone. Il faut se garder de donner un pareil régime aux diabétiques maigres, à ceux gravement atteints, à ceux qui sont habitués à une alimentation pauvre en substances azotées. Il faut, chez eux, procéder d'une façon prudente, graduelle et progressive : on ne doit pas s'efforcer d'obtenir à tout prix un résultat brillant mais précaire. « Pour moi, dit Ebstein, il faut dans chaque régime anti-diabétique prescrire autant d'aliment non azoté que cela est nécessaire pour un régime qui doit améliorer le malade à la longue et d'une façon durable. Je fais abstraction des cas où le succès se produit rapidement et disparaît de même. »

Ebstein accorde en effet certains hydrates de carbone : ce sont ceux qui lui semblent susceptibles d'être utilisés par le malade, l'inuline, la lévulose et surtout l'aleurone dont il a hautement préconisé l'emploi. D'autres hydrates de carbone seront encore apportés par le lait, dont la lactose est assimilée par quelques malades. Les légumes contribueront aussi à apporter des hydrates de carbone, mais Ebstein ne s'en inquiète pas, il recommande les champignons, les choux, les choux-fleurs, les choux de Bruxelles, les brocolis, les crônes, les épinards en petite quantité toutefois, car ils contiennent une proportion notable d'acide oxalique.

Constitution d'un régime à base d'aleurone. — De même que Bouchardat avait été amené à proposer et à prescrire un régime dans lequel le gluten jouait un rôle important, Ebstein, de son côté, a admis un régime à base d'aleurone. On peut faire un pain d'aleurone qui, contenant de la farine de froment, renferme 50 à 60 pour 100 d'albumine. Un diabétique atteint d'une maladie à forme légère pourra prendre un régime constitué par 300 grammes de viande maigre, 250 grammes de pain d'aleurone, et 200 grammes de graisse; cette graisse se trouvera incorporée aux légumes; ceux-ci fourniront une quantité d'hydrates de carbone qui, jointe à celle provenant du pain et de la farine d'aleurone, donne un total de 100 grammes. Le malade aura pris d'autre part 54 grammes d'albumine animale provenant de la viande, et 80 grammes d'albumine végétale absorbée avec le pain d'aleurone. L'albumine atteindra donc 134 grammes, la graisse 200, les hydrates de carbone 100. Ce régime, suivant Ebstein, présente de grands avantages, il fournit au diabétique une notable quantité d'albumine, sans le fatiguer par une quantité excessive de viande. Les 100 grammes d'hydrates de carbone seront assimilés dans un grand nombre de cas, et alors même qu'une petite quantité de sucre serait éliminée par les urines la maladie n'en serait pas aggravée.

Les principes, sur lesquels est basé le régime ordinaire d'Ebstein, nous paraissent excellents. Mais on a vu qu'il attribue une importance très grande à l'emploi de l'aleurone; elle est pour lui ce que le gluten était pour Bouchardat. Nous avouons ne pas connaître l'aleurone par expérience personnelle, et nous n'avons guère tendance à en faire l'essai, tellement nous sommes persuadés qu'en modérant convenablement la quantité du pain ordinaire on peut obéir à toutes les indications.

CHAPITRE IV

Établissement du régime alimentaire dans les diverses formes du diabète sucré.

Après avoir passé en revue ce qu'on sait de l'étiologie et de la pathogénie du diabète sucré, après avoir posé les principes d'après lesquels doit être établie la ration alimentaire des diabétiques, et montré par l'étude des régimes de Rollo, de Cantani, de Bouchardat et d'Ebstein, comment a évolué jusqu'à nos jours la conception de ce traitement diététique, nous allons dire comment nous comprenons nous-mêmes l'établissement du régime dans les diverses formes du diabète sucré.

On l'a vu, nous approuvons d'une façon générale les modifications apportées par Ebstein au régime de Bouchardat. Notre tâche se trouve ainsi facilitée et raccourcie par l'exposé contenu dans le chapitre précédent.

Avant d'entrer en matière, il importe d'insister sur ce point que le traitement diététique du diabète réclame la collaboration parfaite du diabétique. Pour maigrir lorsqu'on est trop gras, pour se maintenir en équilibre nutritif lorsqu'on est diabétique et se rapprocher le plus possible de l'état normal, il faut le vouloir, et le vouloir d'une façon suivie. Il faut une force de volonté et de persévérance qui ne sont pas sans un certain mérite pour renoncer à ses habitudes d'alimentation, pour éviter les mets dangereux, les plus aimés souvent, pour résister aux entraînements variés et multiples de la vie sociale, aux attractions de la table, aux séductions de la femme.

Le médecin, sans effrayer ni décourager son malade, doit le bien convaincre de ces principes; il doit lui faire nettement comprendre qu'il ne s'agit pas d'exécuter quelques prescriptions d'une façon passagère, mais d'adopter un genre de vie nouveau pour le restant de son existence. La sévérité dans le régime ne sera pas égale pendant toutes les périodes de la vie; mais le diabétique, même guéri en apparence, ne devra jamais reprendre complètement la vie de tout le monde.

Si l'on se place au point de vue du régime alimentaire, on peut admettre trois formes, ou, si l'on veut, trois degrés dans la gravité du diabète non compliqué : la forme légère, la forme moyenne et la forme grave.

La *forme légère* comprend le diabète avec glycosurie peu intense, intermittente, chez des arthritiques obèses ou tout au moins candidats à l'obésité.

La *forme moyenne* comprend les cas plus graves de diabète gras. La glycosurie est plus élevée, souvent on ne peut pas la réduire complètement par un régime et une hygiène bien compris. Les faits les plus bénins de cette catégorie confinent à ceux de la forme légère, les faits les plus graves à ceux de la série suivante. Dans ces derniers l'amaigrissement tend à devenir notable, la dépression des forces est accentuée.

A la *forme grave* correspond à peu près le diabète maigre : elle est caractérisée par l'intensité de la glycosurie, par l'azoturie et l'amaigrissement rapide.

Le traitement hygiénique et plus spécialement le régime alimentaire du diabète compliqué seront examinés dans un chapitre spécial.

Forme légère. — Un homme, jeune encore, de trente-cinq à quarante ans par exemple, est de souche arthritique. On compte dans sa famille des goutteux, des obèses, des nerveux et même quelquefois des diabétiques. Il a lui-même une certaine tendance à l'obésité et les attributs du tempérament sanguin. Il est ou était jusque-là vigoureux, gros mangeur. Depuis quelque temps l'appétit et surtout la soif ont augmenté ; la bouche est sèche ; il urine plus qu'autrefois ; il se trouve fatigué sans raison. Parfois l'attention est attirée par quelque manifestation cutanée : série d'anthrax, balano-posthite, etc. L'urine est recueillie et examinée. On trouve pour un volume total de 2 à 3 litres d'urine, une quantité de sucre atteignant de 25 à 50 grammes et même jusqu'à 100 grammes dans les vingt-quatre heures. Pas d'albumine; aucun signe d'artério-sclérose ou de lésion pulmonaire. Que va faire le médecin en présence d'un cas semblable? Et, puisque c'est la question qui nous occupe plus particulièrement en ce moment, comment va-t-il instituer le régime alimentaire?

Il convient tout d'abord de se représenter le plus exactement possible quel est le régime habituel. Combien est-il ingéré d'hydrates de carbone des divers ordres? Le malade est-il gros mangeur?

Lorsque l'alimentation est très copieuse, lorsqu'il est absorbé une quantité considérable d'hydrates de carbone, lorsqu'il est fait une véritable débauche de sucre, de pain, de féculents, il peut ne pas être nécessaire de supprimer complètement ces aliments. Il suffira d'en restreindre l'usage; surtout lorsque la glycosurie ne dépasse pas 20 ou 25 grammes de sucre.

On sera plus sévère si le sucre monte dans les vingt-quatre heures à 50 grammes ou plus. Nous conseillons alors de soumettre le malade à un régime composé de viandes, de poissons, de légumes verts et de 50 à 100 grammes de pain, de lui faire prendre de l'eau de Vichy ou de l'eau de Vals aux repas pendant quelques semaines. Cela suffit le plus souvent dans ces conditions pour amener la disparition du sucre dans l'urine; ce résultat obtenu, on ajoute au bout de quelques jours une certaine quantité d'hydrates de carbone sous forme de lait, de pommes de terre ou de tout autre légume féculent, ou de fruits choisis parmi les moins sucrés[1]. L'urine est régulièrement examinée de façon à surveiller la réapparition possible de la glycosurie.

Les diabétiques de cette catégorie devront faire un exercice physique suffisant, progressif, de façon à obtenir l'utilisation de la quantité de sucre la plus considérable.

Les substances sucrées telles que le sucre en nature, les dragées, les sirops, les pâtisseries, les vins sucrés, devront être à tout jamais interdits. C'est dire qu'ils le seront *a fortiori* dans les formes plus graves du diabète que nous examinerons après celle qui nous occupe en ce moment.

En somme, dans beaucoup de cas de ce genre, il s'agit moins d'un diabète vrai que d'une glycosurie alimentaire prémonitoire du diabète. Le sucre n'apparaît dans l'urine qu'après une consommation excessive d'hydrates de carbone; il

1. Voir p. 155.

disparaît pendant de longues périodes, sinon même définitivement, lorsqu'on supprime les excès de l'alimentation hydrocarbonée, ou lorsqu'on abaisse quelque peu au-dessous de la normale la proportion des hydrates de carbone.

Il nous paraît inutile, sinon dangereux, de soumettre les malades de cette catégorie à ce régime d'épreuve constitué par la diète carnée absolue, que nous allons conseiller tout à l'heure pour des formes plus graves.

Il est très probable que des poussées semblables de glycosurie intermittente précèdent souvent le diabète vrai et on peut penser que, par un régime et une hygiène convenables, on pourra parfois en arrêter l'évolution.

Forme moyenne. — Ce que nous désignons sous le nom de forme moyenne, c'est en réalité le type grave du diabète gras, par opposition au diabète maigre, qui représente la forme grave par excellence.

C'est à ce cas que s'appliquent en général les régimes publiés, celui de Bouchardat et d'Ebstein, que nous avons reproduits plus haut. C'est contre cette forme, du reste, que le régime prescrit peut être le plus sévère, la forme bénigne et le diabète maigre demandant, pour des raisons très différentes, des atténuations à cette sévérité.

Une personne de quarante à cinquante ans accuse depuis quelque temps une fatigue marquée sans raison. L'appétit s'est accentué, il est parfois véritablement excessif. La soif est vive, impérieuse; la quantité des urines émises a sensiblement augmenté, elle s'est accrue en proportion du volume de la boisson ingérée; souvent les nuits sont troublées par la fréquence des mictions. Malgré l'accroissement de l'appétit et de l'alimentation, les forces sont notablement diminuées, ce dont le malade s'étonne avec raison. Il s'étonne non moins justement de maigrir.

Ce tableau, quelque peu schématique, peut être incomplet, et ce sont des accidents variés qui appellent l'attention vers le diabète possible. Quoi qu'il en soit, on recueille la quantité totale des urines, on la trouve augmentée, l'analyse démontre la présence d'une quantité notable de glucose; on constate, par exemple, 50 à 100 grammes de sucre par litre, ce qui, pour 3 litres d'urine en vingt-quatre heures, donne un total de 150 à 300 grammes de glucose. Il n'y a pas d'albumine. Le taux de l'urée est sensiblement supérieur à la normale : 15 à 20 grammes d'urée par litre, par exemple, donnent un total de 45 à 60 grammes d'urée par vingt-quatre heures.

Quelle conduite tenir vis-à-vis de ce diabétique typique? Comment instituer son régime dès le début, comment le diriger dans la suite?

Tout d'abord se pose donc la question du régime *d'épreuve*. Trois systèmes peuvent être mis en œuvre : 1° partir du régime spontanément suivi par le malade, réduire progressivement la quantité des féculents et, si besoin est, des albuminoïdes et des graisses jusqu'à ce que le sucre ait complètement disparu, ou tout au moins qu'il se trouve réduit au *minimum individuel*; 2° soumettre le malade d'emblée à une régime commun semblable à celui de Bouchardat ou d'Ebstein; 3° instituer immédiatement un régime très sévère, un régime purement composé de viande et de graisse, et, le minimum de sucre obtenu, ajouter progressivement une quantité plus ou moins grande d'hydrates de carbone.

Voyons quels sont les avantages et les inconvénients de chacune de ces façons de procéder.

1° Régime décroissant progressif. — On relève le régime moyen du malade; on voit combien il prend habituellement de sucre en nature, de pain, de féculents, d'amylacés, de graisse, d'alcool; on commence par supprimer complètement le sucre en nature, puis on diminue successivement les autres hydrates de carbone, en augmentant la viande, les aliments similaires et les légumes verts. Évidemment on peut, dans certains cas, obtenir de bons résultats avec cette méthode; mais elle a un grand inconvénient dans les formes accentuées du diabète. Nous avons vu, en effet, que, chez les diabétiques, l'ingestion des hydrates de carbone amène une déperdition de glucose par les urines qui dépasse le surplus d'hydrates de carbone ingéré. Cette méthode, qui peut donner de bons résultats dans des formes légères de diabète, ou dans la glycosurie prémonitoire du diabète vrai chez les arthritiques qui abusent des hydrates de carbone, ne doit donc pas être employée lorsqu'il s'agit d'une forme accentuée du diabète.

2° Régime mixte d'emblée. — Dans ce que nous appelons le régime mixte d'emblée, les hydrates de carbone ne sont pas absolument supprimés, mais ils sont considérablement réduits. La viande et les aliments similaires, tels que les œufs, le fromage, la graisse, les légumes verts, forment la base de l'alimentation; on y ajoute une quantité minime d'hydrates de carbone, soit sous forme de pain ordinaire, de pain de gluten ou de pommes de terre. Si cela suffit pour faire disparaître la glycosurie, on en permet une quantité plus élevée. A ce type correspond, par exemple, le régime de Bouchardat, qui permet le pain de gluten à volonté, mais qui poursuit la farine ordinaire jusque dans la sauce des ragoûts, et qui interdit les légumes et les fruits même pauvres en hydrates de carbone, comme les pommes de terre, les pommes, les oranges et les pêches.

Il est incontestable que cette méthode a donné et donne encore chaque jour d'excellents résultats. Ses mérites se trouvent mis en relief par les inconvénients du régime exclusivement carné que nous allons examiner.

3° RÉGIME EXCLUSIVEMENT SARCO-ADIPEUX. — C'est le régime de Cantani, première manière, dans toute sa rigueur. Les hydrates de carbone sont aussi complètement supprimés qu'il est possible de le faire. Le foie est proscrit à cause de son glycogène, les mollusques mêmes ne trouvent pas grâce, parce qu'on y rencontre des traces de glucose. La viande pure et la graisse constituent l'alimentation exclusive. Les légumes verts ne sont que tolérés à titre de véhicule de la graisse; quelques auteurs les suppriment.

Il est évidemment impossible d'aller plus loin dans la sévérité : les hydrates de carbone sont l'ennemi; si on ne les fait pas disparaître jusqu'à la trace même, c'est que cela paraît matériellement impossible.

On ne peut contester que ce régime ultra sévère réduise immédiatement la glycosurie à son minimum, à condition cependant que la quantité de viande et de graisse permise ne dépasse pas la ration d'entretien individuelle du diabétique. On sait en effet que la glycosurie peut être entretenue par l'usage d'une quantité excessive de viande.

A côté de ces avantages incontestables, ce régime présente, soit immédiatement, soit au bout de quelque temps, des inconvénients sur lesquels nous avons déjà insisté et insisterons encore ultérieurement.

Très souvent, il est mal toléré par les malades à cause de sa monotonie. Il provoque promptement un dégoût, qui devient parfois véritablement insurmontable. Quelquefois même, ce sont des accidents dyspeptiques qui forcent à atténuer la rigueur du régime.

Des accidents beaucoup plus graves, parfois dangereux pour l'existence, peuvent résulter de l'auto-intoxication causée par l'abus de la viande. Ils peuvent prendre la forme de l'acétonémie ou de l'urémie. Il faut bien reconnaître du reste qu'il s'agit dans ces deux cas de phénomènes d'auto-intoxication qui se confondent, et qu'il est impossible bien souvent de les distinguer nettement les uns des autres. Fait capital, on peut considérer comme bien établi, en clinique, qu'ils sont d'une façon univoque provoqués ou exagérés au même titre par une alimentation carnée. L'apparition de l'acétonémie est souvent annoncée par la réaction brune des urines après adjonction d'une petite quantité de perchlorure de fer; l'urémie proprement dite se produit plus volontiers chez les malades dont l'urine renferme une certaine quantité d'albumine. La prolongation du régime carné pur amène presque forcément des accidents de ce genre, au bout d'un temps variable, plus ou moins long suivant les cas.

Les auteurs qui ont les premiers institué ce régime carné pur ne paraissent pas avoir suffisamment connu les ressources que pouvait leur offrir l'usage de la graisse à haute dose. C'est presque exclusivement par la viande qu'ils ont voulu alimenter leurs malades; or les expériences faites sur ce sujet ont démontré l'impossibilité de nourrir ainsi un homme. Calculons en effet. La viande ne renferme guère que 1/5 de son poids d'albumine. Or pour donner les 3000 calories réclamées par un adulte vigoureux fournissant un travail assez modéré, il faudrait, à raison de 41 calories pour 1 gramme d'albumine, environ 730 grammes d'albumine, correspondant à 3650 grammes de viande. Or, on n'a jamais pu faire ingérer 3 kilogr., 5 de viande pure à un homme, pendant plus de deux ou trois jours. Mais les calories nécessaires peuvent être fournies par la graisse.

Les 600 grammes de viande que peut prendre facilement un adulte lui donnent environ 500 calories; il reste à en trouver 2500, pour lesquelles il faut 270 grammes de graisse. Est-il impossible d'alimenter un homme de cette façon? Non, et l'observation le prouve. Les Esquimaux vivent exclusivement de chair de poisson et d'huile. Pour compenser la déperdition considérable de calorique que provoque leur séjour dans un pays très froid, c'est par litres qu'ils boivent l'huile.

Pour cela évidemment, l'accoutumance est nécessaire, et ce n'est pas d'emblée en tout cas que l'on pourra mettre le diabétique à un régime analogue à celui des Esquimaux.

Chez le diabétique, il faut tenir compte de la déperdition par la glycosurie et majorer la ration normale de l'individu, d'une quantité de calories correspondant à celle que représente la perte de sucre par les urines. Supposons un diabétique qui reçoit la ration alimentaire normale; s'il perd 100 grammes de sucre par jour, c'est 410 calories dont il convient d'augmenter son régime. Elles peuvent être fournies par 500 grammes de viande ou par 43 grammes de graisse. Le régime théorique du diabétique que nous avons actuellement en vue serait donc représenté par 1100 grammes de viande maigre et 270 grammes de graisse, ou encore par 600 grammes de viande et 313 grammes de graisse.

Naunyn, un des promoteurs de la diète d'épreuve, a pu faire tolérer jusqu'à 1000 grammes de viande pendant plusieurs jours. En général, il sera plus facile d'élever la graisse jusqu'à 300 grammes que la viande jusqu'à 1000. On en variera l'espèce et la préparation en la donnant sous forme de beurre, de gras de jambon, d'huile, de graisse de porc, de moelle des os, en l'incorporant aux légumes verts qui en sont un bon véhicule. Sera-t-il possible de continuer ce régime longtemps? Dans quelle mesure sera-t-on arrêté plus ou moins rapidement par le dégoût ou l'intolérance? Comment une quantité de graisse aussi considérable sera-t-elle utilisée par le malade? Dans quelle mesure l'alimentation où prédomine la graisse, mettrait-elle à l'abri des accidents d'auto-intoxication dus à l'alimentation dans laquelle prédomine la viande? Des recherches ont été entreprises, mais en trop petit nombre encore pour qu'on puisse donner une réponse satisfaisante à ces importantes questions.

Von Mering a rendu compte au Congrès de médecine interne de Wiesbaden en 1886, d'une expérience intéressante faite sur un diabétique qu'il a nourri pendant plusieurs semaines avec 1000 grammes de viande, 100 grammes de beurre, 100 grammes de lard et 6 œufs, ce qui donnait pour la ration entière 3135 calories, ainsi réparties :

Viande........................	950	calories.
Beurre........................	814	—
Lard....	900	—
Œufs.................. ...	471	—
	3135	calories.

Le malade, perdant chaque jour 80 à 100 grammes de sucre, correspondant à environ 400 calories, il restait pour la nutrition 2735 calories. Le malade se maintint en équilibre azoté pendant plusieurs semaines; il ne perdait pas d'albumine.

Dans une observation de T. Voit, les résultats furent beaucoup moins favorables. Pendant deux périodes de trois jours chacune, un diabétique ne reçut que des substances albuminoïdes et de la graisse; 98 gr. 8 d'albumine et 303 grammes de graisse, ce qui donnait un apport de 60 calories par kilogramme de poids, alors que l'apport à l'état normal doit être seulement de 40 en moyenne avec un travail très modéré. Le premier jour, il y eut un bénéfice de 8 gr. 31 d'albumine, mais le troisième jour un déficit de 9 gr. 62 [1]. Il s'agissait d'une forme grave de diabète, et on ne peut pas conclure qu'il en serait de même dans tous les autres cas, dans des formes atténuées par exemple.

Les expériences physiologiques ont démontré que la graisse est pour l'albumine de l'organisme un aliment d'épargne moins efficace que les hydrates de carbone, ce qui peut contribuer à expliquer que, malgré l'excès de graisse dans sa ration alimentaire, le malade de Voit n'ait pu conserver son équilibre azoté. C'est donc encore là une circonstance capable de restreindre l'emploi de la graisse dans le régime anti-diabétique. Il conviendra, en tout cas, de tenir grand compte des conditions individuelles de la nutrition.

Après ces considérations critiques, nous allons

1. E. Lambling, Notes sur l'alimentation, *Nord médical*, 1897-98.

exposer comment nous comprenons l'établissement du régime alimentaire, dans la forme grave du diabète gras que nous avons actuellement en vue.

Le diabétique, tout à l'heure pris comme type de la forme grave du diabète gras, pourra être au début de son traitement soumis à un régime exclusivement composé de viande, de graisse et de légumes verts, s'il ne présente aucune des contre-indications que nous allons énumérer.

On commencera par déterminer quelle est la quantité de sucre éliminée en vingt-quatre heures avec le régime habituel. On lui conseillera alors de se soumettre pendant dix à quinze jours à un régime alimentaire comprenant 600 grammes de viande ou de poisson et 300 grammes de graisse. Le pain et les féculents de tout ordre seront complètement supprimés, mais l'usage des légumes verts très pauvres en hydrates de carbone, comme les épinards, les salades cuites, sera recommandé. Ces mets auront l'avantage de rompre la monotonie du régime purement sarco-adipeux, et ils permettront d'ingérer la quantité voulue de graisse d'une façon plus agréable.

Comme boisson, le malade prendra de préférence de l'eau pure, de la bonne eau de source, ou une eau minérale indifférente telle que l'eau d'Évian, de Contrexéville, de Martigny. Le grog léger, l'infusion de thé seront également conseillés s'il y a tendance à la dépression. On pourrait aussi donner de l'eau de Vichy, bien que l'administration du bicarbonate de soude apporte un *médicament* capable de modifier dans une certaine mesure l'influence du régime alimentaire.

Pendant cette période d'épreuve le malade sera attentivement surveillé; la diète sarco-adipeuse exclusive ne doit pas être continuée s'il survient des phénomènes dyspeptiques ou des menaces d'auto-intoxication.

Le dosage du sucre sera fait tous les trois ou quatre jours. L'urine sera en même temps examinée au point de vue de l'albumine, de son acidité totale et de l'acétone.

La disparition complète du sucre sera considérée comme un signe de bon pronostic, comme l'indice d'un diabète relativement bénin. Sa persistance en notable proportion indiquera au contraire une forme plus grave.

Ce régime d'épreuve ne sera pas essayé s'il existe l'une des contre-indications suivantes :

1° Menace d'auto-intoxication;

2° Albuminurie;

3° Amaigrissement marqué.

1° L'auto-intoxication dite acétonémique est, on le sait, provoquée dans certains cas par l'abus du régime carné. L'odeur acétonique de l'haleine, la réaction positive de l'urine par le perchlorure de fer empêcheront d'avoir recours au régime carné d'épreuve;

2° L'albuminurie a été attribuée également à l'abus de l'alimentation azotée. Mais ce qui doit surtout déterminer à la considérer comme une contre-indication formelle à une diète carnée trop sévère, c'est qu'elle annonce le plus souvent un état anatomique ou fonctionnel du rein capable d'amener des accidents d'intoxication urémique.

Une hypo-azoturie accentuée devrait aussi être considérée comme une contre-indication, surtout chez les artério-scléreux avérés.

3° C'est avec raison qu'Ebstein donne l'amaigrissement comme une contre-indication à ce régime. Il considère tout diabétique qui maigrit comme un candidat au coma diabétique. L'amaigrissement rapide est un des éléments symptomatiques du diabète grave à marche aiguë, dans lequel, ainsi que l'observation clinique l'a montré, une trop grande sévérité dans le régime est inutile et dangereuse.

Si nous admettons le régime sarco-adipeux exclusif à titre de régime d'épreuve, donné d'une façon passagère, pour juger de la gravité d'un cas de diabète sucré, pour mesurer sa réductibilité, pour ramener le malade au minimum individuel de glycosurie, nous ne l'admettons pas comme régime durable, prolongé.

Nous ne pouvons dire pendant combien de

temps pourrait être tolérée une semblable alimentation. Il y aurait, à ce point de vue, de grandes différences individuelles. Certains malades auraient rapidement du dégoût ou de l'intolérance.

Quoi qu'il en soit, au bout de quinze jours de diète sarco-adipeuse au maximum, l'analyse complète de l'urine sera faite de nouveau et on pourra commencer à introduire dans le régime une quantité progressive d'hydrates de carbone.

Au début, on permettra 50 puis 100 grammes de pain ordinaire, la mie de préférence. Elle est plus facilement mâchée que la croûte, et comme elle est moins agréable au goût, les malades acceptent plus facilement la restriction imposée que lorsqu'on leur a conseillé l'usage exclusif de la croûte. Dans le même but, on préfèrera le pain rassis au pain frais; il se digère du reste plus facilement.

Plus tard, on pourra adjoindre au régime une certaine quantité de pommes de terre. Elles ont l'avantage d'être moins riches en hydrates de carbone à poids égal que les autres légumes amylacés et féculents.

En tenant compte de la richesse en hydrates de carbone des divers aliments, et plus particulièrement des légumes, des pâtes alimentaires et des fruits, on pourra toujours les substituer les uns aux autres en proportions équivalentes.

En somme, à partir de ce moment, les principes

de l'alimentation seront à peu près ceux qu'ont préconisés Bouchardat et Ebstein. Nous avons exposé plus haut les régimes de ces auteurs. On y trouvera d'utiles indications. Le système que nous conseillons en diffère cependant par deux points essentiels : en premier lieu, nous ne conseillons pas l'emploi du pain de gluten ou de l'aleuronat et nous préférons nous servir franchement du pain ou des aliments amylacés ou féculents à condition de savoir constamment et d'une façon exacte quelle est la quantité d'hydrates de carbone employée; en second lieu, nous ne cherchons pas à tout prix la disparition de la glucose, nous essayons seulement de la ramener au *minimum individuel*, déterminé par la diète d'épreuve.

En adjoignant au régime d'essai une quantité déterminée de pain, de pâtes alimentaires, de fruits, de légumes féculents ou amylacés, on saura toujours où on en est exactement. Il sera toujours facile de revenir en arrière, à un régime plus sévère si la glycosurie remonte notablement au-dessus du taux auquel l'avait ramenée le régime initial.

Nous avons supposé jusqu'ici que nous partions de la diète d'épreuve, du régime sarco-adipeux. Lorsque cette diète n'aura pas pu être établie, en raison d'une des contre-indications énoncées ci-dessus ou d'une intolérance plus ou moins rapidement affirmée on devra commencer en quelque sorte par le second ou le troisième degré, et adjoindre d'emblée une quantité plus ou moins élevée d'hydrates de carbone suivant les cas.

L'albuminurie, l'hypo-azoturie, l'artériosclérose, l'existence des petits signe du brightisme de Dieulafoy, — céphalée, amblyopie, sifflements dans les oreilles, sensibilité au froid, doigt mort, état nauséeux, dyspnée — indiqueraient l'usage du régime lacté absolu à titre de diète d'épreuve.

D'une façon générale, il est bon que les diabétiques se soumettent de temps en temps à un régime plus sévère, qu'ils fassent une cure antiglycosurique. On a remarqué, en effet, qu'après ces cures les malades supportent une quantité plus élevée d'hydrates de carbone qu'auparavant. Ce fait est même un des arguments qui démontrent le mieux l'utilité d'un régime pour les diabétiques.

Il ne faut pas oublier non plus que l'état des diabétiques est variable; ils traversent des phases successives d'exacerbation et d'amélioration. Sous l'influence de travaux intellectuels, de chagrins, de préoccupations, de surmenage, la glycosurie augmente. Elle diminue, au contraire, avec le calme de l'esprit, l'absence de souci, un exercice musculaire modéré, mais suffisant. Il ne faut donc pas se soucier uniquement de l'alimentation, mais on doit réglementer dans son ensemble l'hygiène générale du diabétique.

Forme grave. — La forme grave correspond au diabète maigre à marche rapide, au diabète pancréatique tel que le comprend Lancereaux.

Un homme jeune encore, de vingt-cinq à trente-cinq ans, est pris brusquement d'accidents graves; le syndrome du diabète maigre s'installe rapidement : la faim est impérieuse, mais elle peut faire place à de l'anorexie; la soif est ardente, la quantité d'urine s'élève notablement au-dessus de la normale; la quantité de sucre éliminé par cette voie atteint un chiffre considérable, qui peut aller jusqu'à 500 et 1000 grammes en vingt-quatre heures : fréquemment, mais non toujours, l'azoturie est très élevée, elle aussi. Malgré la polyphagie, l'amaigrissement fait des progrès rapides, l'anéantissement des forces est extrême. Désormais, c'est par mois que va se compter la survie du malade. La mort est le plus souvent amenée par la tuberculose pulmonaire et la cachexie; quelquefois elle survient dans le coma.

On sait que le diabète a surtout tendance à prendre cette évolution rapide chez les jeunes sujets, et l'on peut dire qu'il est d'autant plus grave d'une façon générale que l'âge est moins avancé. Chez les enfants c'est toujours le syndrome du diabète maigre que l'on observe.

Lancereaux, on le sait, attribue le diabète maigre à la destruction du pancréas, et, en fait, on a constaté des lésions du pancréas à l'autopsie de malades qui avaient succombé après avoir présenté dans son ensemble le complexus symptomatique du diabète maigre; mais on n'a pas toujours rencontré ces lésions destructives et, surtout, elles n'étaient pas suffisamment étendues pour expliquer la glycosurie grave par un mécanisme identique à ce qui se passe chez les animaux auxquels a été pratiquée l'ablation totale du pancréas.

Quoi qu'il en soit, on peut relever parfois chez les diabétiques de cet ordre, des signes accusés de dyspepsie pancréatique : présence dans les selles d'une grande quantité de graisse ou de fibres musculaires de viande non digérée. Ces phénomènes traduisent la mauvaise utilisation des aliments. On comprend que, dans ces conditions, l'amaigrissement et la cachexie soient plus accusés encore et présentent une aggravation plus rapide. On comprend aussi que l'alimentation méthodique de ces malades soient plus difficile à instituer.

Il semblerait, *a priori*, que la gravité du diabète doive entraîner une sévérité d'autant plus grande dans le régime; qu'on doive, par exemple, soumettre ces malades d'emblée, et d'une façon durable, à la diète carnée exclusive. La clinique a fait justice de cette conception théorique, et c'est en réalité le contraire qui est vrai : c'est avec les formes légères, atténuées, du diabète gras que le régime doit être le plus sévère, que la diète carnée absolue présente le moins de dangers, et non avec le diabète à amaigrissement rapide. Les deux grands dangers qui menacent le diabétique maigre sont le coma diabétique et la tuberculose pulmonaire. Or, on sait que l'usage d'une quantité exagérée de viande est une des causes les plus puissantes et les plus fréquentes des auto-intoxications complexes qu'on désigne sous la dénomination commune et synthétique d'acétonémie. D'autre part, si la ration alimentaire est presque exclusivement composée de viande, elle est forcément très insuffisante. En effet, pour fournir à un adulte le chiffre de calories correspondant à la ration d'entretien normale, il faut, nous l'avons dit, plus de 3 kilogrammes de viande. En admettant qu'on ne soit pas arrêté par la dyspepsie ou le coma diabétique, on ne doit pas espérer obtenir, sans provoquer le dégoût, l'ingestion de cette énorme quantité d'aliments azotés. Supposons qu'ils en mangent 1000 ou 1200 grammes, cela représenterait moins que la demi-ration d'entretien. Si l'on considère d'autre part que le malade perd par les urines une énorme quantité de sucre, on est amené à reconnaître que le régime carné exclusif serait dans ces conditions *un véritable régime d'inanition*. En effet, la diète carnée la plus sévère ne peut réduire complètement la glycosurie dans les cas graves et le sucre éliminé par les urines représente exactement, poids pour poids, une quantité équivalente de substance albuminoïde non utilisée, puisqu'un gramme d'albumine et un gramme de sucre fournissent à peu près le même chiffre de calories (4,1).

On le voit donc, le régime carné exclusif est un régime déplorable dans le diabète maigre et l'excès de viande est lui-même nuisible dans un régime mixte.

Mais alors la difficulté serait insurmontable, puisque les hydrates de carbone entretiennent la glycosurie et amènent dans ces formes de diabète la perte par les urines d'une quantité de substance tertiaire supérieure à la quantité ingérée. La graisse seule, douée d'un pouvoir thermo-dynamogénique beaucoup plus considérable que les deux autres espèces d'aliments, n'a les inconvénients ni des substances azotées ni des hydrates de carbone. On en donnera donc le plus possible dans le diabète maigre.

Les substances albuminoïdes devront forcément figurer dans la ration d'entretien, elles y entreront même dans une proportion plus forte que dans la ration d'entretien à l'état normal. Il est nécessaire en effet de subvenir aux dépenses excessives de l'organisme résultant de l'azoturie et de remplacer la quantité d'hydrate de carbone supprimée.

Les hydrates de carbone eux-mêmes ne seront

jamais complètement supprimés ; on en permettra une certaine quantité, plus même dans cette forme du diabète que dans le diabète gras. On en augmentera la proportion surtout s'il y a quelque menace d'acétonémie. Augmenter la ration de substance azotée, sans qu'elle prédomine trop, augmenter le plus possible la proportion de graisse, diminuer les hydrates de carbone sans les supprimer entièrement, telles sont les indications relatives aux trois ordres de substances alimentaires.

Ces trois desiderata se trouvent parfaitement réalisés par le lait qui constitue un aliment riche en graisse et en substances albuminoïdes, relativement pauvre en hydrates de carbone, c'est-à-dire, dans le cas particulier, en sucre de lait. En effet, d'après A. Gautier[1], le lait de vache présente en moyenne la composition suivante, par litre.

Substances albuminoïdes.............	50 gr.
Substances grasses..................	45 —
Sucre de lait.......................	70 —

Supposons, d'après cela, une ration alimentaire représentée par 4 litres de lait par jour, nous aurons :

Substances albuminoïdes............	200 gr.
Substances grasses.................	180 —
Sucre de lait......................	280 —

1. *Cours de chimie*, t. III, p. 711.

C'est donc une ration alimentaire beaucoup plus riche en substances albuminoïdes et en graisse que la ration moyenne d'entretien de l'homme qui comporte, en prenant les chiffres extrêmes indiqués par les différents auteurs :

Substances albuminoïdes de....	100 à 120 gr.
Substances grasses de..........	48 à 55 —
Hydrates de carbone de........	375 à 500 —

Est-ce à dire qu'il convienne de soumettre systématiquement les diabétiques maigres au régime lacté absolu? Non certainement; mais le lait pourra toujours entrer dans leur régime en une certaine proportion.

Il a l'avantage d'apporter à l'appareil digestif des hydrates de carbone et des substances grasses sous une forme très propre à assurer leur digestion et leur absorption. En effet les expériences d'Abelmann ont démontré que, chez les chiens dépancréatisés, la graisse du lait en émulsion naturelle était beaucoup mieux absorbée que la graisse ingérée sous toute autre forme.

Les troubles digestifs, et surtout les accidents acétonémiques, indiqueront l'usage du régime lacté absolu, tout au moins d'une façon passagère.

Dans le diabète maigre, on se heurte souvent à une anorexie et même à un dégoût pour les aliments qui sont un grand obstacle à l'institution d'un régime. On n'arrive pas à stimuler l'appétit des malades. Les mets qu'ils mangeraient le plus volontiers sont précisément souvent ceux qui leur conviennent le moins. Avec eux, il ne faut donc pas être intransigeant. L'important c'est qu'ils s'alimentent; mieux vaut encore qu'ils mangent des substances trop riches en hydrates de carbone que de tomber dans l'inanition.

Régime alimentaire et hygiène générale. — Par le régime alimentaire on cherche à restreindre l'apport à l'organisme des substances capables d'amener la production d'une quantité exagérée de sucre, et d'augmenter la glycosurie. Le sucre en nature et les aliments amylacés et féculents, donnant un glucose d'une utilisation plus difficile, on leur substitue les aliments azotés et la graisse. On restreint aussi l'usage de ces substances parce que leur excès peut produire ou augmenter la glycosurie même si l'on réduit au minimum les hydrates de carbone dans la ration d'entretien.

L'établissement de cette diète a pour but de *diminuer l'apport direct ou indirect* du sucre dans l'économie. Théoriquement ce système est irréprochable puisqu'on est amené à concevoir la glycosurie dans le diabète comme la conséquence de la non utilisation, beaucoup plus que de la surproduction de la glucose; cliniquement ces méthodes ont si bien fait leurs preuves qu'il n'y a plus aucun médecin qui n'admette l'utilité d'un régime basé sur la restriction des hydrates de carbone. Les divergences ne portent que sur une sévérité plus ou moins grande dans cette restriction.

On peut aussi se proposer de diminuer la *production du sucre*, de faire qu'avec une même ration alimentaire le diabétique *produise* moins de glucose. Ce résultat peut être surtout cherché par la médication, et nous ne devons ici nous occuper que des moyens hygiéniques, dont nous avons eu, du reste, à proclamer la supériorité.

Toutefois l'usage des alcalins paraît de nature à obtenir cette réduction de la glycosurie. Or, les eaux alcalinisées sont, à juste titre, d'un emploi si commun dans le diabète, que leur usage est pour ainsi dire tombé dans le domaine de l'hygiène. Mais nous renverrons au chapitre consacré au traitement du diabète par les eaux minérales.

Il reste encore un moyen de diminuer la glycosurie qui est tout à fait du domaine de l'hygiène : il consiste à *amener par l'accroissement du travail musculaire une consommation plus grande du glucose*. Les personnes qui fournissent d'une façon continue un travail musculaire suffisant, comme les ouvriers des professions manuelles, ne deviennent presque jamais diabétiques. D'autre part, beaucoup de diabétiques gras au début de la maladie pourraient certainement enrayer leur glycosurie en produisant un travail musculaire plus grand, qui serait en rapport plus exact avec leur alimentation.

La diète et l'exercice physique doivent donc se compléter réciproquement. Nous ne voulons pas traiter ici à fond la question du travail musculaire et nous renverrons à ce propos au chapitre consacré plus loin à l'hygiène générale du diabétique, mais nous devons appeler dès maintenant l'attention sur les rapports étroits qui unissent ces deux questions.

Le travail musculaire sera dosé d'après les conditions individuelles de chaque malade, suivant la forme du diabète. S'il est logique de demander une dépense considérable de forces au diabétique gras, il serait absurde de l'exiger du diabétique maigre en voie de cachexie.

L'exercice sera également proportionné à l'alimentation. L'inanition fait diminuer la glycosurie, mais elle constitue un danger plus grand que la glycosurie elle-même; l'inanition ou l'alimentation insuffisante, aggravées par un travail musculaire intensif, présenteraient des inconvénients beaucoup plus considérables encore. Il ne faut jamais l'oublier, si l'on ne veut pas provoquer de véritables désastres.

CHAPITRE V

Composition élémentaire des aliments.

Pour mettre en œuvre les indications posées dans les chapitres précédents, il est indispensable de connaître la composition élémentaire des aliments. On doit tenir compte non seulement de leur équivalence calorique, mais aussi de leur équivalence en hydrates de carbone.

Grâce aux notions que nous allons exposer dans ce chapitre, on sera à même d'établir en connaissance de cause non plus seulement la formule générale de la ration d'entretien d'un diabétique, mais encore le programme quotidien de ses repas.

Nous allons passer en revue, au point de vue de leur composition chimique, les principaux aliments fournis par le règne végétal et le règne animal, en les groupant de la façon suivante :

1° Aliments renfermant à la fois des hydrates de carbone, des substances azotées et de la graisse ;

2° Aliments ne renfermant que des hydrates de carbone et des matières azotées ;

3° Aliments ne renfermant que des substances azotées et de la graisse.

Aliments renfermant à la fois des hydrates de carbone, des substances azotées et de la graisse.

Commençons par celles de ces substances qui sont fournies par le règne végétal.

Analyse de la substance naturelle.

	Hydrates de carbone.	Substances azotées.	Graisse.
	—	—	—
Blé	68,65	12,04	1,85
Seigle	70,21	10,81	1,77
Orge	67	9,66	1,93
Avoine	58,37	10,66	4,99
Maïs	69,33	9,45	4,29
Riz cuit	62,81	6,73	0,88
Pois	52,68	23,15	1,89
Lentilles	52,84	25,94	1,93
Haricots	55,60	23,66	1,96

Farines et pain.

Farine de blé fine	74,71	10,21	0,94
— grosse	81,83	12,06	1,36
Farine de Graham	69,90	11,70	1,70
— seigle	69,71	11,57	2,08
— riz	78,84	6,91	0,67
— haricots	59,37	23,19	2,13
— pois	57,17	25,20	2,01

	Hydrates de carbone.	Substances azotées.	Graisse.
	—	—	—
Farine de lentilles....	57,35	25,46	1,83
Nouilles, macaroni...	76,77	9,02	0,30
Tapioca............	78,49	5,31	0,73
Pain de blé fin......	52,36	7,06	0,46
— gros.....	49,04	6,15	0,44
Biscuit de blé.......	73,28	8,55	0,98
Pain de seigle.......	46,95	6,11	0,43
Racines.			
Pomme de terre.....	20,73	2,08	0,15
Topinambour........	16,29	1,76	0,14
Chou-navet..........	8,22	1,54	0,21
Navet............. ..	5,89	1,18	0,22
Betterave...........	14,40	1,27	0,12
Carotte.............	9,17	1,23	0,30
Légumes.			
Radis...............	15,89	1,23	0,15
Salsifis............	14,80	1,04	0,50
Oignons............	10,82	1,68	0,10
Cornichons..........	2,61	1,18	0,09
Melon...............	6,53	1,00	0,32
Asperges............	2,63	1,79	0,15
Pois non mûrs......	12	6,35	0,53
Fèves...............	7,35	5,43	0,33
Chou-fleur..........	4,55	2,48	0,34
Chou blanc..........	11,63	3,99	0,90
Chou de Bruxelles...	6,22	4,83	0,46
Épinards............	4,45	3,49	0,58
Laitue..............	2,19	1,41	0,31
Romaine............	3,55	1,26	0,54

Le règne animal fournit un certain nombre de substances qui renferment une assez notable quantité d'hydrates de carbone; le lait est de beaucoup la plus intéressante et la plus usitée d'entre elles dans l'alimentation de l'homme.

Lait et ses dérivés.

	Hydrates de carbone.	Substances azotées.	Graisse.
	—	—	—
Lait de vache.	4,88	3,55	3,69
— chèvre.	4,46	4,29	4,78
— brebis.	4,91	6,52	6,86
— d'ânesse.	5,99	2,22	1,64
Lait de vache concentré :			
Lait faiblement concentré.	10,63	8,20	6,62
— fortement —	14,49	11,92	12,42
Crème.	4,23	3,76	22,66
Beurre de vache.	0,62	0,74	84,39
Fromage à la crème.	1,02	18,84	40,71
— gras.	1,43	25,35	30,25
— 1/2 gras.	1,79	29,67	23,92
— maigre.	3,42	34,06	11,65
Lait de beurre.	4,04	4,05	1,09
Petit lait vache.	4,79	1,86	0,32
— chèvre.	4,88	0,62	0,11
— brebis.	5,07	2,13	0,25
Koumys(jument)+alcool 1,91	1,77	2,24	1,46
Képhyr + alcool 1,14.	4,09	2,66	1,83

Aliments renfermant seulement des matières azotées et des hydrates de carbone.

Cette classe comprend les fruits, et en particulier les fruits frais :

Fruits frais.

	Hydrates de carbone.	Substances azotées.
Pomme	12,03	0,36
Poire	11,80	0,36
Prune de Damas	11,07	0,78
Prune	8,24	0,40
Reine-Claude	14,62	0,41
Pêche	13,65	0,75
Cerise	12,00	0,67
Raisin	16,32	0,59
Fraises	7,29	0,54
Framboises	5,30	0,40
Groseilles	7,28	0,51

Fruits secs.

Pruneaux	62,32	2,25
Poires	58,83	2,07
Pommes	59,69	1,28
Raisin	62,04	2,42
Raisin de Corinthe	69,12	
Figues	49,79	4,01

L'étude des fruits devrait comprendre non seulement leur composition élémentaire, telle que nous venons de la montrer, mais aussi les modifications qu'ils subissent suivant leur degré de maturation. Malheureusement, une pareille étude reste encore bien difficile et à peine peut-on dire que l'on possède quelques notions sur cette question. La maturation semble caractérisée par l'évolution des acides, par le dédoublement des amidons, par la transformation des sucres. A mesure que le fruit mûrit, les acides malique, citrique, tartrique diminuent, en même temps d'ailleurs que l'eau. La quantité de sucre est au contraire en progression : cette augmentation résulte de la transformation en substances sucrées d'une série d'hydrates de carbone; c'est ainsi, suivant Pouchet, que la pectose qui, dans la pomme, figure pour 9,58 pour 100, se transforme dans tous les fruits en pectine; de même l'amidon et la cellulose se transforment en sucre. Enfin tandis que, le sucre que renferment les fruits non mûrs est du sucre de canne, cette saccharose, se transforme ultérieurement en sucre interverti (Pouchet).

Aliments ne renfermant que des substances azotées et de la graisse.

Cette classe contient toutes les viandes et les poissons; néanmoins il convient de mettre nettement en relief certains faits qui ne doivent pas échapper. Le foie contient une quantité relativement considérable d'hydrates de carbone. L'analyse suivante, empruntée à Payen, en donnera facilement une idée :

Pour cent parties.

	Foie de veau.	Foie gras.
Substances grasses..........	5,58	54,57
Matières azotées.............	20,10	13,75
Matières organiques non azotées, amidon, dextrine, sucre.	0,45	6,40

La chair musculaire renferme en général une assez faible quantité d'hydrates de carbone. Les substances de ce groupe que l'on peut y rencontrer sont l'inosite, un sucre particulier (Meissner) du glycogène, de la glycose, de la dextrine. D'après Hoffmann, la composition ordinaire et moyenne de la chair des mammifères donnerait 0,03 d'inosite et de 4,1 à 5,0 de glycogène pour 1000; la chair du poisson fournirait une quantité un peu inférieure, soit de 1 à 5. On a souvent tendance à oublier que certains mets peuvent renfermer des quantités considérables d'hydrates de carbone. Si on considère que le foie de veau, d'après Ebstein, renferme 17 pour 100 de sucre, tandis que la pomme de terre n'en contient que 20 pour 100, on comprendra facilement toute l'importance de la question. Néanmoins dans les tableaux suivants, établis d'après Kœnig, l'évaluation des hydrates de carbone a été négligée.

	Substances azotées.	Graisse.
	—	—
Viande de bœuf très grasse...	16,75	29,18
— moyenne.....	20,96	5,41
— maigre......	20,70	1,74
Veau gras..................	18,88	7,41
— maigre................	19,86	0,82
Rognons de veau............	22,13	3,77
Foie de veau................	17,66	2,39
Mouton très gras............	16,62	28,61
— moyenn. gras........	17,11	5,77
Rognons de mouton.........	16,56	3,33
— gras....................	14,54	37,34
Porc maigre................	20,25	6,81
Rognons de porc.............	18,14	6,69
Foie de porc................	18,65	5,66
Viande de cheval............	21,71	2,55

Poissons. — a). Poissons gras.

Saumon.....................	21,60	12,72
Anguille de rivière..........	12,83	28,37
Anguille de mer.............	18,46	9,09
Hareng.....................	14,55	9,03
Maquereau..................	19,36	8,08
Ablette.....................	16,81	8,13
Barbue......	18,53	5,16

b). Poissons maigres.

Brochet.....................	18,42	0,53
Morue.......................	16,93	0,26
Cabillaud...................	16,23	0,33
Perche......................	18,53	0,70
Sole.................	18,71	1,93
Carpe.......................	21,86	1,09

	Substances azotées.	Graisse.
	—	—
Raie	19,51	0,91
Goujon	17,37	2,68
Flet	14,03	0,69
Truite	19,18	2,10
Esturgeon	18,00	1,90

Poissons conservés. — a). Poissons secs.

Morue sèche, non salée	81,54	0,74
— — salée	73,73	3,37

b). Poissons fumés.

Cabillaud salé	27,07	0,36
Morue	22,18	2,21
Maquereau	19,17	22,43
Hareng	18,19	1,89
Sardines	22,30	2,21
Saumon	24,19	11,86

Coquillages et crustacés.

Huîtres	9,04	2,04
Homard frais	14,49	1,84
Écrevisses	16,00	0,46
Cuisses de grenouilles	24,17	0,91

Gibier.

Lièvre (chair)	23,34	1,13
Lapin gras	21,47	9,76
Chevreuil	19,77	1,92
Poulet maigre	19,72	1,42
— gras	18,49	9,34
Jeune coq maigre	23,32	3,15

	Substances azotées.	Graisse.
	—	—
Dindon (chair) assez gras....	24,70	8,50
Canard sauvage.............	22,65	3,11
Pigeon (chair)...............	22,14	1,00

Viandes de conserve.

Jambon fumé de Westphalie.	24,74	36,45
Langue.....................	15,35	15,14
Saucisson de jambon........	12,87	24,43
Cervelas...................	17,64	39,76
Boudin.....................	11,81	11,48
Saucisses maigres..........	27,31	39,88

Pain. — La composition du pain, en raison de son importance, mérite d'être examinée de plus près. Les deux analyses suivantes, empruntées à Barral, se rapportent au pain ordinaire, dit pain de ménage.

A l'état frais :

	Croûte.	Mie.
	—	—
Eau......................	17,15	44,45
Matières azotées insolubles, gluten et analogues........	7,30	5,92
Matières azotées solubles, albumine et analogues.........	5,70	0,75
Matières non azotées solubles, dextrine, sucre...........	4,88	3,79
Amidon....................	62,58	43,55
Matières grasses.............	1,18	0,70
Matières minérales..........	1,21	0,84

Ce même pain desséché à 110° donne

Gluten et analogues.........	8,81	10,65
Albumine et analogues.......	6,88	1,33
Dextrine et sucre............	5,89	6,85
Amidon....................	75,54	78,40
Matières grasses............	1,43	1,26
Matières minérales..........	1,45	1,51

Il résulte des chiffres précédents que la croûte du pain frais renferme les deux tiers de son poids d'hydrates de carbone tandis que la mie en contient moins de la moitié. Cette analyse n'est donc guère favorable à la pratique si communément acceptée d'après laquelle la croûte de pain est conseillée aux diabétiques de préférence à la mie. Lorsque le pain a été fortement desséché, la mie devient, au contraire, un peu plus riche que la croûte en hydrates de carbone, mais la dépasse de fort peu. Croûte et mie contiennent alors à peu près les trois quarts de leur poids d'hydrates de carbone.

Le pain de gluten, si souvent employé par les diabétiques, présente un intérêt particulier. On trouvera dans un chapitre ultérieur tous les renseignements qui concernent le gluten et les divers succédanés du pain.

Pour utiliser les données précédentes dans la pratique, il est plus commode de rapporter *en gros* la richesse des divers aliments à leur poids.

Nous avons ainsi établi les tableaux suivants pour les graines, les légumes et les fruits; on y trouve indiquée la teneur de diverses substances en hydrates de carbone.

Le tapioca en renferme les		4/5	de son poids.
Le riz	—	4/5	—
La farine de blé	—	3/4	—
Le biscuit	—	3/4	—
Le macaroni	—	3/4	—
Les haricots	—	2/3	—
Les pois	—	2/3	—
Les lentilles	—	2/3	—
Le pain de blé	—	1/2	—
Les pommes de terre	—	1/5	—
Les topinambours	—	1/6	—
Les radis	—	1/6	—
Les salsifis	—	1/6	—
Les oignons	—	1/6	—
Les carottes	—	1/10	—
Le melon	—	1/15	—
Les choux de Bruxelles	—	1/15	—
Le chou-fleur	—	1/25	—
La laitue	—	1/50	—
La romaine	—	1/60	—

Lait.

Lait de vache	—	1/20	—
— chèvre	—	1/20	—
— brebis	—	1/20	—
— d'ânesse	—	1/15	—
Crème	—	1/25	—
Fromage gras	—	1/60	—
Beurre	—	1/150	—

Fruits.

Pêches,	en renferment le	1/6	de leur poids.
Reines-Claude	—	1/6	—
Raisins	—	1/6	—
Pommes	—	1/8	—
Cerises	—	1/8	—
Poires	—	1/9	—
Prunes de Damas	—	1/9	—
Prunes	—	1/12	—
Groseilles	—	1/12	—
Fraises	—	1/14	—
Framboises	—	1/20	—

Fruits secs.

Pruneaux	—	2/3	—
Poires	—	2/3	—
Pommes	—	2/3	—
Raisin	—	2/3	—

ÉQUIVALENCE DES ALIMENTS EN HYDRATES DE CARBONE. — Si l'on se reporte aux tableaux précédents, il est facile d'établir l'équivalence en hydrates de carbone des aliments les plus usités.

On voit, par exemple, que le tapioca et le riz, la farine de blé, le biscuit et le macaroni renferment à peu près exactement la même quantité d'hydrates de carbone, et peuvent par conséquent à peu près se prescrire à poids égal. Au contraire, le pain contient au moins deux fois plus d'hydrates de carbone que les pommes de terre crues.

Lorsqu'on établit le régime d'un diabétique, il

est commode de ne lui donner que du pain comme aliment hydrocarboné. On recherche ainsi, en procédant par tâtonnements successifs, combien le malade peut supporter de pain sans présenter de glycosurie ou sans dépasser une glycosurie minima.

En utilisant les tableaux précédents on peut reconnaître facilement à combien de pain équivalent les autres aliments qui y figurent.

Par exemple :

100 grammes de pain blanc équivalent à :

62 gr. de tapioca, de riz, de biscuit.
75 gr. de haricots, de pois, de lentilles.
250 gr. de pommes de terre.
300 gr. de radis, de salsifis, de topinambours.
500 gr. de carottes.
1000 gr. de lait de vache, de chèvre, de brebis.
300 gr. de pêches, raisins, reines-Claude.

Pour établir ces équivalences, nous ne tenons compte que de la composition chimique brute des substances; d'ailleurs la plupart d'entre elles sont prises à l'état cru. De là deux causes d'erreur.

Les hydrates de carbone que renferment les divers aliments ne sont pas identiques, ils sont en réalité très variés; on y trouve de l'amidon, de la fécule, de l'inosite, de la glucose, de la saccharose, de la lactose, de la levulose, etc.

Pour doser à coup sûr l'emploi de ces aliments

il conviendrait de connaître leur composition relativement aux divers hydrates de carbone et il faudrait savoir le coefficient d'utilisation de ces différentes substances.

Prenons par exemple le topinambour, qui ne renferme pas d'amidon, mais 147 parties pour 1000 de dextrine et de sucre et 19 pour 1000 d'inuline. Au point de vue de l'hygiène alimentaire du diabète, il ne suffit pas, pour établir son équivalence, de savoir qu'il renferme 166 pour 1000 d'hydrates de carbone, car l'inuline est beaucoup mieux utilisée par les diabétiques que la plupart des autres hydrates de carbone. Il n'est donc pas exact d'écrire, comme nous l'avons fait, que 100 grammes de pain équivalent à 300 grammes de topinambours : c'est peut-être en réalité à 350 ou 400 grammes qu'il eût fallu dire.

On sait que la question de l'équivalence des sucres a suscité depuis quelques temps des travaux fort intéressants. Malheureusement ce sont là des recherches très délicates et nous ne sommes pas encore à la veille d'une solution définitive.

Hofmeister fut un des premiers à étudier la limite d'assimilation pour les divers sucres. Pour un animal donné, il avait trouvé.

Sucre de canne..............	10 gr.
Glucose......................	5 à 7 gr.
Lactose......................	1 à 2 gr.
Galactose....................	0 gr. 5 à 1 gr.

Ces résultats ont été contestés; pour Worm-Müller, chez l'individu sain, c'est la glucose qui provoque le plus difficilement la glycosurie alimentaire, et la lactose qui la détermine le plus aisément. Or, tandis que la dextrose et la lévulose apparaissent dans les urines sous leur forme initiale sans avoir subi de modifications, la saccharose passe soit en nature, soit transformée en partie en glucose, la lactose se montre à l'état de glucose. Il serait donc possible, pour l'individu sain du moins, d'établir un tableau où serait indiquée la quantité de chacun des sucres nécessaire pour provoquer l'apparition dans les urines d'une quantité identique de glucose.

On obtiendrait ainsi un tableau de l'équivalence des sucres au point de vue de la glycosurie alimentaire : malheureusement une pareille étude reste encore bien difficile, et les contradictions entre les auteurs sont nombreuses.

Voici, d'après Strauss, le tableau [1] des divers sucres, d'après la tolérance croissante de l'organisme pour eux; les premiers mentionnés sur la liste ont plus de tendance à s'éliminer, s'éliminent en quantité plus élevée, et sont moins bien utilisés que les derniers.

Worm-Müller. — I, Glucose; II, Saccharose; III, Lactose.

1. *Berlin. klin. Wochenschr.*, n°s 18, 19, 1898.

Moritz. — I, Lactose; II, Saccharose; III, Glucose.

Linossier et Roque. — I, Saccharose; II, Glucose; III, Lactose.

Miura. — I, Sucre de canne; II, Sucre de raisin; III, Sucre de lait.

Von Noorden. — I, Lactose; II, Saccharose; III, Lévulose; IV, Glucose.

Hofmeister (chez le chien). — I, Galactose; II, Lactose; III, Glucose; IV, Lévulose; V, Saccharose.

Strauss. — I, Galactose; II, Glucose; III, Saccharose; IV, Lactose; V, Lévulose.

D'après Straus, l'amidon, dans ce dernier tableau, devrait prendre place au voisinage de la lactose, et peut-être entre la saccharose et la lactose.

D'après cet auteur, les monosaccharides, la galactose et la glucose apparaîtraient plus facilement dans l'urine que les disaccharides, la saccharose et la lactose, et que les polysaccharides, la lévulose et l'amidon.

Les monosaccharides ou sucres simples ne subiraient pas de modification dans l'intestin; les disaccharides, sucres résultant de la combinaison de deux sucres élémentaires, et les polysaccharides devraient y être dédoublés. La lactose, par exemple, donnerait naissance à de la galactose et à de la glucose.

Pour les sucres composés, il faudrait tenir compte de l'action des sucs digestifs, qui les décomposent plus ou moins facilement suivant leur constitution.

L'état du tube digestif peut donc avoir une notable influence non seulement sur la quantité de sucre résorbée, mais aussi sur la forme sous laquelle se fait cette résorption; et, en conséquence, sur la nature du sucre qui apparaît dans l'urine. L'activité vitale des masses cellulaires intervient sans doute à son tour. Ainsi pouvons-nous comprendre les variations individuelles du coefficient d'utilisation des hydrates de carbone.

L'observation clinique peut seule déterminer ce coefficient dans chaque cas particulier, et la connaissance de la composition chimique des diverses substances alimentaires ne suffit pas, et ne suffira probablement jamais pour indiquer si telle ou telle substance hydrocarbonée, et par conséquent tel ou tel fruit, tel ou tel légume, peut être permis à un diabétique.

Le sucre de lait, par exemple, ne paraît assimilé que par une certaine catégorie de diabétiques ainsi que nous l'avons exposé dans un chapitre précédent. La mannite, d'après Kulz, ne provoquerait pas l'augmentation de la glycosurie; on la trouve dans les salsifis, mais ce légume possède une quantité si variable d'hydrates de carbone que son usage ne saurait entrer dans la pratique courante. Il en est à peu près de même de diverses espèces de champignons. L'inosite ne serait pas un hydrate de carbone. Ebstein admet qu'elle se rencontre dans les urines des diabétiques aussi bien que dans les urines des individus qui viennent d'absorber une grande quantité d'eau. La lévulose, qui dans les poires et dans les pommes se trouve souvent en quantité deux fois plus considérable que la dextrose, ne passerait pas dans les urines, du moins dans les cas de diabète léger.

En somme, et c'est un point sur lequel nous aurons à revenir, si l'on peut dire *a priori* que les végétaux riches en mannite, en inosite, que les fruits riches en lévulose, que le lait qui renferme de la lactose seraient beaucoup mieux utilisés que les autres aliments, il y a lieu, par l'observation clinique, par des régimes d'essai, d'établir la façon dont les utilise individuellement chaque diabétique mis en traitement. Les données actuellement acquises ne fournissent que des indications pour ces essais.

Influence de la cuisson. — La composition chimique des aliments telle que nous l'avons donnée dans les tableaux précédents se rapporte aux aliments non cuits. La coction leur fait subir d'importantes modifications; elle peut modifier la nature des hydrates de carbone et faire varier leur quantité. Ce sont là des particularités qu'il importe de connaître, et l'on comprend très bien que le mode de la cuisson pourra faire que telle ou telle substance soit permise aux diabétiques. Le mode de la cuisson peut permettre de varier leur alimentation végétale, ce qui est très précieux.

Au-dessus de 160 degrés, la saccharose se transforme en produits caraméliques, caramélane et caramelène (Gautier). Sous l'influence de l'eau à chaud, la saccharose peut, par une action prolongée, se transformer en glucose et en lévulose; l'importance de cette transformation est considérable, on doit se rappeler en effet que la plupart des fruits se préparent par une ébullition prolongée. D'autres actions pourraient d'ailleurs se produire alors; on sait en effet qu'en présence de l'eau, les acides faibles tendent à dédoubler et à hydrater la saccharose et la lactose pour les transformer en glucosides (Gautier). La lactose peut subir des actions analogues qui, en ce qui concerne l'établissement du régime des diabétiques, peuvent avoir une importance bien plus grande encore. Sous l'action des acides dilués, la lactose se transforme en galactose et en glucose, sucre dont l'action peut être dangereuse chez le diabétique, alors que la lactose elle-même ne présente souvent aucun inconvénient. L'inuline, dont le rôle serait nul dans le diabète, se transforme en lévulose sous l'influence d'une ébullition prolongée. Cette question importante ne saurait être aujourd'hui encore complètement étudiée et le nombre des recherches qu'elle a provoquées est certainement encore insuffisant.

Récemment, dans le laboratoire de von Noorden,

Fr. Kraus[1] a fait un certain nombre de recherches intéressantes sur la chimie de la cuisine des diabétiques : il convient d'en donner le résumé.

Fruits. — Les fruits bien mûrs renferment en général de 5 à 10 pour 100 d'hydrates de carbone. Ceux qui en contiennent le plus sont les cerises, les poires, les pommes; ceux qui en possèdent le moins, sont les fraises, les groseilles à maquereau, les groseilles, les mirabelles, les prunes acides, les abricots, les pêches, les mûres, les framboises, les melons. Ces fruits renferment donc 6 à 10 fois moins d'hydrates de carbone que le pain qui contient 60 pour 100 d'amidon; de plus le sucre des fruits est en grande partie représenté par la lévulose.

Les oranges conviendraient très bien aux diabétiques; les premières (janvier, février, commencement de mars), sont un peu acides et renferment, sans l'écorce, 2,5 à 3 pour 100 d'hydrates de carbone dont la plus grande partie est de la lévulose. Plus tard, les variétés sucrées renferment jusqu'à 5,7 pour 100 d'hydrates de carbone, représentés encore par de la lévulose.

La cuisson à l'eau fait perdre aux fruits une notable partie de substance sucrée, surtout si on les fait passer successivement par deux eaux; mais alors ils deviennent fades. Sur l'indication

1. *Zeitschr. f. diaetetische u. physik. Therapie*, Bd. 1, Heft 1, 1898.

de von Noorden, on a fabriqué des compotes spéciales pour diabétiques avec des fruits cuits à l'eau; le sucre enlevé est remplacé par de la saccharine. Malheureusement cette substance a de tels inconvénients qu'avec Albert Robin nous pensons qu'il vaut beaucoup mieux s'en abstenir.

Légumes. — Les feuilles et les tiges des légumes verts que l'on permet aux diabétiques renferment cependant, en moyenne, de 2 à 5 pour 100 d'hydrates de carbone; par la cuisson à l'eau, ils en perdent en général plus de la moitié. Leur principale utilité serait de servir de véhicule à une quantité plus ou moins grande de graisse.

Dans le tableau suivant, Fr. Kraus a représenté les quantités de graisse qu'il a pu incorporer à 100 grammes de légumes divers.

Chou rouge	40 gr. de graisse
Choucroute	40 —
Chou frisé	32 —
Haricots verts (salade)	20 gr. d'huile
Haricots verts	32 gr. de graisse
Laitue (crue)	24 gr. d'huile
Pommes de terre, en robe de chambre	40-50 gr. de graisse
Pommes de terre sautées	40-50 —
Pommes de terre à la maître d'hôtel	30-40 —
Pommes frites	15 —
Pommes soufflées	20 —
Pommes de terre en purée	50 gr. et 25 de crème

Boissons. — L'étude des boissons est en général négligée dans l'établissement des régimes alimentaires; il ne saurait en être ainsi dans une étude sur le régime alimentaire des diabétiques. Si faible que soit la quantité de substance nuisible comprise dans un liquide de boisson, elle ne peut rester indifférente si l'on songe à l'énorme quantité de liquide que prennent chaque jour certains diabétiques.

Bière. — La bière contient une quantité d'alcool qui varie de 1 pour 100 à 7 ou 8 en volume. La maltose ne dépasse pas 3 pour 100 et ne descend pas au dessous de 1,5; la bière contient encore, mais en bien plus faible quantité, du glucose, de l'amidon soluble, de la dextrine. La quantité de matières albuminoïdes serait de 0,30 à 0,60 pour 100 (Riche).

Cidre. — Le cidre ordinaire ne doit pas posséder une valeur en glucose supérieure à 2 grammes par litre; néanmoins on ajoute fréquemment au cidre une quantité de sucre assez considérable, souvent une cuillerée à soupe de sirop.

Vin. — Les vins sucrés contiennent 5 grammes de sucre au maximum par litre. Les vins ordinaires contiennent une quantité de sucre en général négligeable; pourtant on doit savoir que le vin peut contenir de la glucose et de la lévulose provenant du sucre de raisin qui n'aurait pas subi la fermentation. On ajoute parfois intentionnellement au vin de la saccharose et de la glucose qui elle-même est parfois additionnée de dextrine.

Thé, café, cacao. — Le thé ne paraît pas contenir de substance nuisible; d'après Girard, il renfermerait 7,13 pour 100 de gomme et dextrine. Le café, considéré à l'état de grain vert, contient 11,84 pour 100 de matières sucrées et de gomme, mais cette quantité tombe à 1,01 par la toréfaction; et la chicorée, dont on additionne souvent le café, a une richesse en hydrates de carbone de 15,54 pour 100. Il n'y a pas de sucre dans les glands torréfiés, mais il y en a une quantité évaluée à 34,19 pour 100 dans les figues que l'on a proposées comme succédané du café. La composition du cacao, même lorsqu'il a été privé de toute trace de sucre, doit le faire considérer comme un aliment riche en substances amylacées : une analyse de Kœnig donne 20,5 pour 100 de substances azotées, 2,09 pour 100 de théobromine, 32,5 pour 100 de graisse, 13,02 pour 100 d'amidon, 13,5 pour 100 de substances extractives non azotées.

Ainsi l'ensemble des nombreuses analyses que nous venons de donner montre que les hydrates de carbone se trouvent mêlés à presque tous nos aliments; il semble donc difficile de les éviter complètement, quelque strict que soit le régime auquel se trouve soumis le diabétique, à moins qu'il ne mange exclusivement de la viande et de la graisse.

CHAPITRE VI

Le pain et ses succédanés.

La question du pain est une des plus intéressantes dans l'établissement du régime des diabétiques, surtout pour les Français qui sont, on le sait, grands mangeurs de pain.

Le pain joue un rôle si important dans l'alimentation de nos compatriotes que nous croyons devoir consacrer une étude particulière à cet aliment et aux diverses préparations qu'on a proposé de lui substituer.

Nous reproduisons ici l'analyse que nous avons déjà citée plus haut; elle se rapporte au pain dit de ménage :

	Croûte.	Mie.
Amidon	62,58	43,55
Gluten et analogues	7,30	5,92
Matières non azotées solubles, dextrine, sucre	4,88	3,79
Matières azotées solubles, albumine et analogues	5,70	0,75
Matières grasses	1,18	0,70
Matières minérales	1,21	0,84
Eau	17,15	44,45

Le pain de seigle, moins riche en albumine, contient aussi un peu moins d'hydrates de carbone. Quant au biscuit, il donne jusqu'à 75 pour 100 en poids d'hydrates de carbone.

On peut dire qu'en chiffres ronds le pain contient plus de la moitié de son poids d'hydrates de carbone : c'est donc un aliment dont l'usage ou tout au moins l'abus peut être dangereux pour les diabétiques.

Les partisans du régime sévère en ont naturellement complètement interdit l'usage. Beaucoup d'autres ont cherché à lui substituer des succédanés variés, qui avaient la prétention de présenter l'agrément et l'utilité du vrai pain sans en avoir les inconvénients. Ces succédanés sont si nombreux que, pour en faire une étude complète, un très long chapitre serait nécessaire. Nous nous contenterons d'indiquer les principaux, et de les étudier d'une façon assez sommaire, car nous ne sommes pas partisans de leur emploi. Nous préférons, comme nous le disons plus haut, laisser les diabétiques manger du pain ordinaire — lorsque la chose nous paraît possible — mais nous en réglementons méthodiquement l'emploi.

Farine et pain de gluten. — La farine de blé, très employée en cuisine et en pâtisserie, a nécessairement participé à l'ostracisme qui frappait le pain. A la farine et au pain de blé, on a substitué la farine et le pain de gluten, qui représentent le pain et la farine de blé dépouillés d'une notable proportion de leur amidon.

Bouchardat, qui a introduit l'usage du gluten dans l'alimentation des diabétiques, lui est toujours resté fidèle.

Le pain et la farine de gluten entrent encore aujourd'hui fréquemment dans la composition des menus alimentaires des diabétiques, aussi importe-t-il de bien connaître la nature, les avantages, et les inconvénients de cette préparation.

Le gluten se prépare de la façon suivante : on soumet au lavage continu et à la malaxation au-dessus d'un tamis une pâte contenant 40 d'eau pour 100 de farine. Sous l'influence du lavage prolongé, l'amidon et une partie des matières contenues dans la pâte disparaissent, tandis que le gluten reste sur le tamis. La substance ainsi obtenue devra être reprise de diverses façons, il conviendra d'y ajouter de la farine, de la levûre, du beurre. Avec la farine de gluten on pourra fabriquer du pain de gluten ou des échaudés destinés à la nourriture des diabétiques, des gaufres, des crêpes, des gâteaux, des pâtisseries légères, des pâtes alimentaires. Il semble donc tout d'abord que cette substitution du gluten à la farine résolve la question d'une manière providentielle et fournisse à la fois au malade un aliment utile et innocent. Il n'en est malheureusement pas ainsi. Le gluten et les préparations qui en dérivent présentent en effet de nombreux inconvénients. Il s'agit d'abord le plus souvent d'une nourriture qui, loin de plaire au malade, le fatigue et le lasse. Il en résulte que, disposé d'abord à suivre le régime, il le délaisse bientôt pour en revenir au pain et aux aliments farineux dont on ne lui a pas bien fait sentir le danger. Voulût-il même se conformer à ce régime, il sera obligé de le simplifier et d'en restreindre l'application, en raison des difficultés qui résultent de la préparation d'une cuisine délicate et compliquée; enfin peut-on considérer le gluten comme un bon aliment pour le diabétique? Peut-on le lui permettre, sans restriction, en comptant sur son discernement pour en diriger l'emploi?

	Gluten et analogues.	Amidon, dextrine et analogues.	Matières grasses.	Azote.
	—	—	—	—
Biscuit rond de gluten..	44,9	40,2	3,6	7,18
Biscuit fendu de gluten.	22,9	61,9	3,1	3,67
Macaroni..............	21,3	64,7	1,0	3,41
Pâte de gluten.........	18,9	66,6	1,3	3,03
Échaudé...............	15,8	54,1	15,1	2,53
Brioche...............	10,9	41,3	27,4	1,74
Vermicelle ordinaire....	9,5	76,4	0,3	1,52
Sagou.................	9,1	74,7	0,6	1,46
Pain de Paris..........	7,0	55,3	0,2	1,12
Riz...................	7,5	76,0	0,5	1,20
Haricots blancs........	26,9	48,8	3,0	4,30
Lentilles..............	25,0	55,7	2,5	4,00
Pois..................	23,8	55,7	1,6	3,81
Pommes de terre.......	2,8	23,2	0,2	0,45

Les analyses précédentes, dues à Boussingault et rapportées par Bouchardat lui-même, répondent aisément à ces diverses questions.

Ainsi, dans ce tableau, le gluten figure avec une quantité considérable d'amidon. Un deuxième tableau, emprunté au même ouvrage de Boussingault, ne sera pas moins instructif. Dans cette liste, le biscuit de gluten est pris pour base de comparaison ; on y indique à quelle quantité de divers aliments dérivés de la farine correspondent 100 grammes de biscuit de gluten.

	Équivalent en poids.	Gluten et analogues.	Matières grasses.
	—	—	—
Biscuit rond de gluten.	100	44,9	3,6
Brioche..............	97,3	10,6	26,7
Échaudé.............	74,3	11,7	11,2
Pain de boulanger....	72,7	5,7	0,1
Biscuit fendu de gluten.	64,9	14,9	2,0
Macaroni de gluten...	61,1	13,2	0,6
Gluten en grain.......	60,4	11,4	0,8
Vermicelle ordinaire..	52,6	5,0	0,1
Sagou................	53,8	4,9	0,3
Haricots.............	82,4	22,2	2,5
Lentilles............	72,2	18,1	1,8
Pois.................	72,2	17,2	1,2
Pommes de terre.....	173,3	4,9	0,3

« On voit, en consultant cette table, dit Boussingault, que 73 grammes de pain des boulangers de Paris n'introduiraient pas plus d'amidon dans une ration que 100 grammes de biscuit rond de gluten, sans être comme le gluten léger, friable, difficile à manger. Il est vrai que dans l'équivalent de biscuit, il y a près de dix fois autant de gluten, de viande végétale que dans l'équivalent de pain. »

Si l'on songe qu'il est toujours facile d'introduire des substances azotées dans l'alimentation du diabétique, on comprend mal l'usage d'une substance peu agréable au goût et nuisible à la rigueur du régime diabétique. Il faut enfin ajouter que le pain de gluten du commerce répond bien rarement à la composition qu'indiquait Boussingault. La farine s'y trouve parfois mêlée en quantité considérable, jusqu'à 20 pour 100. Il s'agit donc d'un produit essentiellement inconstant : permettre le pain de gluten sans réserve à un diabétique, c'est renoncer à surveiller l'ingestion des hydrates de carbone.

Aleurone. — Hundhausen a proposé de substituer au pain de gluten le pain d'aleurone. Cette préparation a été prônée par Ebstein; elle aurait l'avantage de renfermer une quantité d'albumine qui pourrait s'élever jusqu'à 80 pour 100, tandis que les hydrates de carbone se maintiendraient à 7 pour 100. Ebstein considère cette petite quantité comme négligeable, il appuie d'ailleurs cette opinion sur le procédé même de fabrication du pain d'aleurone, qui, titré soigneusement, permet au médecin de diriger le régime en connaissance de cause. D'une digestion relativement facile, le pain d'aleurone faciliterait l'établissement de la ration alimentaire des diabétiques en permettant de leur fournir mathématiquement la ration d'albumine qui leur est nécessaire.

Pain d'amandes. — Pavy a recommandé de faire un pain d'amandes, sous la forme d'une sorte de gâteau sec. La composition des amandes justifie en effet, au moins en théorie, cette idée.

	Pour 100.
Matières grasses	53,68
Substances azotées	24,18
Substances extractives	7,23

En réalité le pain d'amandes douces, fabriqué avec du beurre et des œufs suivant la recette de Seegen [1], constitue un aliment peu agréable au goût : les malades s'y soumettent difficilement, même si d'après le conseil de Leyden, on ajoute de la sacharine.

Pain de soja. — A côté des pains d'amandes il convient de placer le pain de soja. Il s'agit d'un aliment dont la composition ne présente guère d'avantages sérieux.

	Pour 100.
Eau	10,25
Substances azotées	25,69
Graisse	18,83
Hydrates de carbone	38,12

1. Ebstein, *Régime des diabétiques*, p. 75.

Cette farine possède d'ailleurs un goût et une odeur d'huile ; elle ne saurait être employée à la fabrication d'un simulacre de pain, à moins d'être mélangée de farine ordinaire.

Pain de son. — Le pain de son a été proposé à diverses reprises et son usage a été particulièrement recommandé par Camplin, qui, diabétique lui-même, se nourrit longtemps de cakes dont il a donné la recette [1]. Les gâteaux ainsi obtenus sont épais et compacts comme le biscuit de mer, leurs qualités nutritives tiennent au beurre et aux œufs qu'ils renferment. Leur richesse en amidon (2,5 pour 100) est faible, mais la proportion d'acide oxalique du son est très forte. Enfin d'un prix assez élevé, ce pain est d'un goût peu agréable et d'une médiocre valeur nutritive. Il s'agit donc d'une mauvaise préparation. On pourrait en dire autant des pains de sarasin. La farine dont on les fait renferme en effet plus de 70 pour 100 d'amidon.

En résumé, on pourrait avec Ebstein formuler les conclusions suivantes :

« On voit que nous ne sommes pas en état actuellement de faire pour les diabétiques un pain avec des hydrates de carbone assimilables, et dans les conditions où il existe pour les individus normaux. Tous les essais tentés, pour rem-

1. Bouchardat, *Tr. du diabète.*

placer d'une manière durable le pain ordinaire, n'ont pas été satisfaisants, ils peuvent même être considérés comme autant d'insuccès. »

Pour notre part, nous ne conseillons jamais l'usage du pain de gluten ni des autres pains médicaux. Nous nous contentons d'ordonner le pain ordinaire, mais nous en modérons plus ou moins la quantité suivant les cas : nous avons été heureux de voir récemment que telle est aussi la pratique du professeur Lépine [1]. Comme lui et comme Esbach, nous prescrivons la mie de préférence à la croûte parce qu'à poids égal elle renferme une proportion beaucoup moindre d'hydrates de carbone, et, aussi pour cette raison, invoquée déjà par Germain Sée, qu'on se rassasie beaucoup plus facilement de la mie que de la croûte et qu'on a beaucoup plus facilement tendance à abuser de celle-ci que de celle-là.

En principe, le pain doit être donné en quantité telle qu'il ne fasse pas apparaître le sucre dans l'urine, ou qu'il n'élève pas la glycosurie notablement au-dessus de son minimum.

Le pain est l'aliment amylacé que nous prescrivons en général en premier lieu après avoir fait disparaître complètement la glucose dans l'urine ou après avoir ramené sa proportion au minimum individuel par un régime d'épreuve

1. Traitement diabétique du diabète, *Semaine médicale*, 5 octobre 1898.

d'une sévérité appropriée à chaque cas particulier.

Nous permettons ainsi de 25 à 100 grammes de pain par jour. La connaissance de l'équivalence en hydrates de carbone des aliments féculents et des amylacés nous permet du reste de substituer au pain diverses substances alimentaires : pommes de terre, pâtes alimentaires, haricots, etc.

Les quantités de pain et d'autres aliments plus ou moins riches en hydrates de carbone qui peuvent être permises varient d'après les cas, suivant la variété du diabète, le taux de la glycosurie, l'âge et le poids du malade. On a vu plus haut les éléments principaux sur lesquels nous établissons cette appréciation.

CHAPITRE VII

Les succédanés du sucre.

On avait tenté de substituer au pain ordinaire, diverses aliments qui, comme le pain de gluten ou d'aleurone, devaient faire supporter au diabétique l'absence d'un aliment habituel, tout en ayant l'ambition de ne pas introduire d'hydrates de carbone dans le régime alimentaire ; on devait essayer de même de substituer diverses substances au sucre. Nous avons déjà vu qu'il existait des substances sucrées possédant un coefficient d'utilisation différent de celui de la saccharose et de la glycose. Le sucre de lait est assimilé par certains diabétiques, mais dans quelques cas il en est tout autrement ; le pouvoir édulcorant du sucre de lait est d'ailleurs très faible : aussi ne l'a-t-on guère proposé comme succédané du sucre. On peut cependant employer le lait en nature pour adoucir certaines boissons.

La mannite, d'après Kulz, ne passe pas dans les urines des diabétiques, mais elle provoque des symptômes dyspeptiques.

La lévulose semble bien tolérée par un grand nombre de diabétiques; suivant Worm-Müller, l'ingestion de près de 100 grammes de lévulose n'augmente pas la glycosurie. Mais cette substance, fabriquée à bon marché en Allemagne, n'est guère connue en France.

La glycérine a été tour à tour conseillée, défendue, puis recommandée à nouveau par Bouchardat; Schultzen, Garnier et Holtz ont pensé qu'elle pouvait posséder une action thérapeutique sur le diabète. Bouchardat a posé quelques-unes des indications de la glycérine comme succédané du sucre : chez les glycosuriques fortement atteints, la glycérine serait plutôt nuisible; lorsque la glycosurie est faible, elle pourrait amener la disparition des dernières traces de sucre; chez les glycosuriques constipés, la glycérine serait également recommandable; il en serait de même pour les malades atteints de lithiase biliaire ou rénale. Mais les malades se refusent souvent à employer une substance dont la saveur est peu agréable. Cette substance, toxique à haute dose, ne doit pas être donnée en quantité considérable : deux à trois cuillers à café constituent la dose normale.

La saccharine, sous la forme soluble ou insoluble, possède une puissance édulcorante d'une intensité extrême, près de trois cents fois plus considérable que celle de la saccharose. Cette substance n'est pas un sucre, et si elle n'augmente pas la glycosurie, elle ne saurait non plus prétendre au rôle nutritif des hydrates de carbone. A la dose de 10 centigrammes, elle pourrait, suivant Lépine, amener de la dyspepsie et même de la diarrhée; son goût est d'ailleurs peu agréable. « En somme, dit Lépine, il ne faut pas la recommander, mais on peut la tolérer aux malades qui tiennent à s'en servir. »

La dulcine a été récemment proposée, mais ce produit, qui sucre deux cents fois plus que la saccharose, est encore peu connu.

En somme, nous pouvons dire qu'il n'existe point de succédané de la saccharose qui puisse être recommandé sans réserve. Les uns sont des hydrates de carbone que certains diabétiques sont capables d'utiliser, mais qui souvent sont éliminés en nature ou sous forme de glucose. Les autres sont des substances chimiques toutes différentes possédant un goût sucré, il est vrai, mais n'ayant aucune des propriétés des hydrates de carbone. La plupart de ces produits sont toxiques, aussi leur emploi ne doit-il être toléré qu'à petite dose. Leur goût d'ailleurs est souvent peu agréable. Aussi ne convient-il pas de les recommander. On devra plutôt habituer de bonne heure le malade à renoncer à l'usage du sucre; on y parviendra en général assez facilement.

CHAPITRE VIII

Quel volume de boisson doivent prendre les diabétiques?

Les diabétiques sont tourmentés par la soif, ils réclament une quantité considérable de liquide : dans quelle mesure doit-on satisfaire leur exigence, faut-il restreindre les boissons, doit-on les permettre sans crainte ni scrupule? Les auteurs ont répondu de diverses façons à ces questions.

Bouchardat, dont l'opinion a longtemps prévalu, a tendace à restreindre la quantité des boissons, il prescrit aux malades d'essayer de soulager leur soif en mâchant diverses substances, en buvant à petits coups, en se rinçant la bouche avec de l'eau glacée. Pourtant, suivant lui, le régime des boissons doit se régler sur la forme du diabète. Quand la quantité des urines rendues en vingt-quatre heures est supérieure à 2 litres, il faut prescrire au malade de boire le moins possible. Au contraire, si la quantité d'urine est au-dessous de la normale et s'il existe un excès d'acide urique, il convient d'augmenter la proportion des boissons jusqu'à ramener le taux urinaire à 1 litre 1/2 ou 2 litres d'une urine ne contenant pas un excès d'acide urique. Le régime de Bouchardat comporte donc la réglementation des boissons. Fonssagrive avait été plus loin lorsqu'il avait proposé la diète sèche comme médication du diabète. C'était là une erreur dangereuse; si la soif est intense chez le diabétique, c'est que l'élimination du sucre exige une quantité d'eau considérable, il faut donc atténuer la glycosurie pour diminuer la sensation de soif, et non restreindre les boissons avec l'idée étrangement erronée qu'on fera ainsi disparaître le sucre. On a reproché à l'eau d'augmenter l'élimination de l'urée. En effet, d'après Beneke, si l'on ajoute 300 grammes d'eau au régime habituel des boissons, on produit un excès de 1 gramme dans l'élimination de l'urée; doit-on donc restreindre la quantité d'eau afin de prévenir l'apparition de l'azoturie chez le diabétique? nous ne le pensons pas. Si l'élimination de l'urée augmente sous l'influence de l'eau, la quantité d'acide urique diminue au contraire sous la même influence; on doit donc en conclure logiquement que l'ingestion d'eau active les combustions organiques. L'eau pourrait donc, suivant Bouchard, aider à la combustion du sucre, et ce serait une raison sérieuse de n'en point restreindre l'usage. L'ingestion de l'eau doit d'ailleurs, en théorie, faciliter la diffusion du sucre non utilisé par l'organisme, elle engendre la polyurie, qui, loin d'être nuisible au diabétique, serait indispensable lorsque la glycosurie est considérable. Telle est du moins la théorie de Bouchard : « La polyurie, dit-il, est la sauvegarde du diabétique. Il ne faut pas la contrarier; il ne faut pas craindre de la favoriser; il faut se garder de refuser, comme on le fait si souvent, les boissons aux diabétiques. » Au point de vue pratique diverses expériences ont été entreprises par Griesinger. D'après cet auteur, l'ingestion d'une quantité considérable d'eau augmente à la fois la quantité des urines et le taux du sucre. Sous l'influence de la restriction des liquides la glycosurie ne se modifie pas. Au contraire, lorsqu'on diminue les boissons jusqu'à provoquer une soif intense et un malaise général, la glycosurie diminue, mais le sucre s'accumule en grande quantité dans les tissus. On ne peut maintenir ce régime que pendant fort peu de temps, et lorsqu'on revient à un traitement moins sévère il se produit rapidement une décharge très considérable de glucose. Ebstein, qui rapporte ces diverses conclusions, y souscrit pleinement; il y ajoute encore une considération tirée de sa pratique personnelle : la restriction des boissons favorise l'apparition du coma diabétique, qui inversement a pu être conjuré par la reprise d'un régime plus judicieux. Ce fait est aisément explicable si l'on se souvient que le coma diabétique est dû en grande partie à des phénomènes d'auto-intoxication.

Ces divers arguments montrent donc bien nettement le rôle et l'utilité des boissons chez le diabétique. Il n'y a pas lieu de recommander au diabétique de doser l'eau qu'il absorbe ; il conviendra parfois pourtant de lui prescrire d'en prendre de petites quantités à la fois ; tel sera le conseil que l'on devra donner dans certains cas où le diabète s'accompagne de troubles dyspeptiques. Dans d'autres circonstances, au contraire, lorsque le diabétique est en imminence d'urémie, lorsque la quantité des urines diminue, il faut sans crainte lui ordonner d'augmenter la quantité de ses boissons, car il faut rétablir sans retard la dépuration urinaire. Si nous voulons donc résumer notre opinion, nous dirons que l'effort du médecin, en atténuant par un régime alimentaire bien conduit les symptômes du diabète, doit tendre à diminuer la sensation de soif, mais si cette sensation existe, il ne faut jamais persuader le malade de ne pas la satisfaire. « Cela ne veut pas dire, dit Ebstein, qu'il soit nécessaire de donner habituellement des quantités exagérées de boissons, et cela d'une manière durable, mais le diabétique ne doit ni avoir soif ni avoir faim, tout en conservant une certaine modération dans les aliments comme dans les boissons. »

Une dernière question se pose maintenant : à l'inverse des idées de Fonssagrives, peut-on estimer que l'eau puisse jouer un rôle actif dans le traitement médical du diabète? Cette propriété qu'il faudrait, suivant Bouchard, accorder à l'eau ordinaire, a surtout été attribuée aux eaux alcalines. Les alcalins jouent en effet un rôle considérable dans les règles classiques de la thérapeutique du diabète. Au point de vue physiologique, on leur a surtout attribué le pouvoir d'accélérer la combustion du sucre dans l'organisme ; on les a aussi représentés comme capables de modifier la nutrition générale de l'individu.

Les eaux alcalines les plus souvent employées sont celles de Vichy, de Vals et de Carlsbad. En France un très grand nombre de diabétiques vont faire une cure à Vichy; presque tous boivent d'une façon courante, soit de l'eau de Vichy, soit de l'eau de Vals. Beaucoup d'entre eux le font même sans consulter leur médecin, bien persuadés que cette façon de faire n'a que des avantages sans inconvénient possible.

La cure de Carlsbad est aussi populaire en Allemagne que la cure de Vichy en France ; toutefois l'eau de Carls est beaucoup moins usitée à domicile, surtout comme boisson courante, à cause de ses propriétés laxatives et de son goût salé.

Nous exposerons dans un chapitre spécial, placé à la fin de ce volume, les notions actuellement acquises sur les indications et les effets de la cure minérale dans le traitement du diabète. On y verra que ce traitement ne s'applique pas indifféremment à tous les diabétiques, qu'il doit même être sévèrement déconseillé à un grand nombre d'entre eux. Il peut certainement y avoir avantage à ce que les diabétiques gras, à la phase floride de leur maladie, fassent de temps en temps, par périodes plus ou moins prolongées, usage des eaux alcalines comme boisson, mais l'emploi de ces eaux sera interdit dans le diabète maigre, et dans toutes les formes de la cachexie chez les diabétiques. Dans aucun cas, ces eaux ne seront prises d'une façon continue, sans interruption.

CHAPITRE IX

Hygiène générale du diabétique.

En dehors des prescriptions alimentaires, le régime des diabétiques comporte des règles hygiéniques, dont l'importance ne saurait être contestée. Si le diabétique veut vivre en paix avec la maladie dont il est atteint, il doit strictement se conformer à ces indications générales. Souvent il lui sera pénible de s'assujettir à une si rude discipline, mais il doit se souvenir qu'il s'agit d'une condition fondamentale de son existence. Toutes les influences extérieures peuvent réagir sur le diabétique, tout peut venir troubler l'équilibre instable où il se trouve. Il appartient au médecin aussi bien qu'au malade d'écarter soigneusement ces causes de perturbation.

Ebstein propose de traiter les malades comme des nerveux, d'écarter d'eux toute émotion violente. Il pousse même si loin ce principe, qu'il hésite à renseigner le malade sur la nature de sa maladie. S'il s'y résout, c'est qu'il craint que le malade n'apprenne en dehors de son médecin le nom de l'affection dont il est atteint. « En tous cas, dit-il, on ne renseignera le malade sur l'état où il se trouve que de manière à ne pas le décourager, et on s'efforcera de conserver la résistance de son système nerveux. Je trouve mauvais, ajoute-t-il, de communiquer aux malades la quantité en sucre de leurs urines, ce qui éveille chez eux des idées inexactes et inutiles sur l'état de la maladie. Le traitement individuel, fait d'une manière adroite, est de la plus haute importance, même au point de vue psychique, et on ne doit négliger aucun des nombreux facteurs qui peuvent entrer en ligne de compte. On facilitera par là l'institution du traitement par les régimes et d'un grand nombre des mesures nécessaires dans la manière de vivre des diabétiques, et à leur tour ces moyens exerceront une influence bienfaisante directe ou indirecte sur le système nerveux. » Tous les auteurs ne sont pas du même avis qu'Ebstein; c'est ainsi que Gmelin paraît disposé à mettre les malades au courant du taux même de leur glycosurie. Au surplus il paraît difficile de donner *a priori* une solution à cette question. Qu'il soit difficile de cacher au malade l'existence de sa maladie, c'est un fait que personne ne contestera. Dans la classe aisée, où le diabète sévit le plus souvent, cette affection est bien connue. Il semble difficile de la dissimuler dès que le régime et le traitement ont été institués. Le diabète reste même une des rares maladies que le malade avoue de lui-même, et dont il entretient ses amis, comme le goutteux raconte ses accès de goutte. Mais si l'existence même du diabète ne peut en général être cachée au malade, il importe de lui en dissimuler la gravité, ou du moins de ne point le terrifier par le récit des accidents qui le menacent : il devra apprendre à les éviter plutôt qu'à les craindre. Il est d'ailleurs incontestable que dans certains cas on ne pourra empêcher un malade intelligent de pratiquer l'examen de ses urines.

Lorsque le diabétique présente une force morale suffisante, il y a même avantage, dans les formes légères du diabète tout au moins, à ce qu'il examine lui-même ses urines. Il peut ainsi surveiller mieux son régime. Il peut mieux se rendre compte de ce qui, chez lui, provoque ou augmente la glycosurie.

Dans les formes graves, il y aurait cruauté à permettre au malade de mesurer presque chaque jour l'insuccès du traitement et sa propre déchéance. Il appartient au médecin de juger dans quels cas le malade peut être autorisé à examiner lui-même son urine.

S'il est neurasthénique et prompt à s'émouvoir, il faudra essayer d'entraver son zèle intempestif, mais rarement on y parviendra. Dans d'autres cas au contraire, lorsque le malade ne peut se persuader de la nature sérieuse de sa maladie, il y a intérêt à le renseigner quelque peu sur l'évolution de sa glycosurie. Une telle conduite, pratiquée avec le tact nécessaire, obtiendra souvent de l'intelligence du malade une obéissance et une assiduité inattendues.

Choix d'une carrière. — Rares sont les cas où le malade consulte le médecin sur la carrière qu'il doit suivre. La nature du diabète des jeunes gens est telle que, bientôt immobilisés, amaigris et sans forces, ils renoncent à tout travail actif. Souvent le malade est au déclin de sa carrière lorsque le syndrome diabétique se développe avec toute son intensité. Plus souvent encore, au moment où le diabète se révèle, le malade exerce encore une profession active. La statistique de Durand-Fardel que nous avons déjà citée indique dans l'ordre de fréquence l'apparition du diabète chez les commerçants, les cultivateurs, les notaires, les prêtres, les médecins et les hommes de loi. Nous avons vu aussi que Bouchardat considérait le diabète comme très fréquent chez les savants et les hommes politiques. Faudra-t-il prescrire à ces malades d'abandonner l'exercice de leur profession? En aucune manière; tant que cette profession peut être suivie sans fatigue excessive, le diabétique doit se garder de la négliger. « Chez le diabétique, dit Ebstein, il faut éviter autant que possible tous les états d'inanition, soit psychique, soit corporelle, et pour cela il faut utiliser tous les moyens que nous employons chez les neurasthéniques, en ayant soin naturellement d'éviter ce qui pourrait être une cause d'épuisement. » Il est pourtant des professions que le diabétique doit soigneusement éviter. Ce sont celles tout d'abord qui sont incompatibles avec l'application du régime diabétique : on ne conseillerait guère à un diabétique de rester dans une sucrerie, exposé sans cesse à avaler la poussière des déchets de sucre; le métier de dégustateur de vin de même ne lui conviendrait pas. Mais il y a d'autres professions dont la pratique ne saurait être longtemps continuée sans entraîner des dangers pour le diabétique; ce sont les métiers qui occasionnent l'aggravation des symptômes dont il souffre; la poussière pourra ainsi dans certains cas accroître la soif du malade. D'autres carrières devront être abandonnées parce qu'elles exposent le malade aux complications du diabète. C'est ainsi que la contagion de la tuberculose devra soigneusement être évitée; on se gardera donc des travaux qui s'exercent dans les milieux contaminés tels que l'hôpital. Certaines professions libérales seront dangereuses en raison des émotions auxquelles se trouvent exposés ceux qui les exercent; les carrières politiques, les spéculations de la Bourse feront craindre ce genre de danger. Les soucis et les préoccupations pourraient, suivant Dreyfus-Brisach, jouer un rôle important dans l'apparition du coma diabétique. Un accès de colère, suivant Bouchardat, se traduit toujours chez le diabétique par une augmentation de la quantité de sucre contenu dans les urines.

D'autres professions semblent exercer sur le diabète une influence indirecte; absorbantes par elles-mêmes, elles obligent le malade à une contention d'esprit perpétuelle, lui ôtent tout loisir, le font renoncer enfin à toute prescription d'hygiène. Lorsque le malade suit une de ces carrières, on ne saurait trop le mettre en garde contre les dangers qu'elles présentent. Il faut lui prescrire l'exercice comme le plus précieux et le plus indispensable des médicaments. Parfois le diabétique est un oisif, chez lequel l'inaction est devenue une habitude; il faut alors lui ordonner d'employer soigneusement son temps; il faut tout tenter pour lui permettre d'éviter la dépression morale. C'est dans ce cas surtout qu'il convient de répéter la prescription de Bouchardat; plus faciles il est vrai, à formuler qu'à suivre : « Combattre ses passions, éviter la colère, les préoccupations tristes, la contention d'esprit trop soutenue; éviter aussi le désœuvrement. Pour cela il convient de régler son temps afin d'avoir pour chacune des heures des occupations déterminées qui utilisent alternativement les forces du corps et de l'esprit. En un mot vivre autant que possible en paix et en joie, avec des habitudes journalières sagement ordonnées. »

Plaisirs mondains. Excès vénériens. — Aussi devra-t-on recommander aux diabétiques d'éviter l'abus des plaisirs mondains. Ils devront fuir la répétition trop fréquente des soirées passées au théâtre ou au bal : l'atmosphère trop riche en acide carbonique, la chaleur trop considérable ne sauraient leur convenir. Bouchardat a particulièrement insisté sur le danger que présentent les abus vénériens. A vrai dire ces recommandations sont souvent inutiles; car fréquemment le diabétique est impuissant. Bouchardat soutient pourtant que les abus vénériens ont fréquemment augmenté la quantité du sucre contenu dans les urines : parfois même la réapparition d'une glycosurie qui tendait à disparaître n'aurait pas d'autre cause. Bouchardat a illustré sa théorie de deux exemples, peut-être contestables, mais assurément saisissants. Quoi qu'il en soit les excès du coït doivent être évités par le diabétique au même titre que tous les autres excès, peut-être même avec un plus grand soin, en raison des conséquences que peut avoir sur l'évolution du diabète les excitations prolongées et fréquentes du système nerveux.

Température. — Le diabétique doit soigneusement éviter l'action du froid. La plupart des auteurs admettent l'action défavorable du froid humide. Les glycosuriques sont d'ailleurs frileux. Ils réagissent insuffisamment et irrégulièrement contre le refroidissement (Bouchardat). On a même souvent admis qu'il existait un réel abaissement de la température centrale chez les diabétiques. Griesinger, Rosenstein et Lomnitz ont observé des températures oscillant entre 35 et 36 degrés, parfois même l'hypothermie aurait été presqu'à 34 degrés (Rogel). La nature exacte de cet abaissement de la température reste encore aujourd'hui inconnue : l'hypothermie est-elle en relation directe avec la non consommation du sucre ? Faut-il y voir plutôt soit l'effet de la perturbation des échanges organiques, soit la conséquence des auto-intoxications et de l'urémie ? Cette dernière hypothèse semblera plus probable si l'on pense que l'hypothermie est particulièrement fréquente chez les diabétiques gravement atteints.

Il importe donc à tous les points de vue de garantir le diabétique contre le refroidissement. Aussi s'est-on occupé soigneusement des vêtements qu'il devait porter. Bouchardat pourtant, après avoir longtemps insisté sur l'importance des vêtements de flanelle, renonça à cette pratique et recommanda moins vivement les vêtements de laine. Ce sont ces diverses prescriptions que Renault a reprises et complétées dans un ouvrage récent sur le diabète. Pour lui le diabétique doit non seulement porter de la flanelle, mais il doit en choisir la qualité avec le plus grand soin. Il faudra prendre de la flanelle faite avec de la laine cardée et non de la laine peignée. Le malade devra s'en couvrir le thorax et les membres. Il ne devra jamais quitter ces vêtements, et c'est seulement en été qu'on pourra l'autoriser à porter une flanelle plus légère ou des chaussettes de coton. Mais le diabétique redoublera de précautions aux changements de saison, il quittera rarement les vêtements de drap. En hiver, il choisira des vêtements encore plus chauds. « L'hiver, par une température très basse, dit A. Renault, heureux sera le diabétique qui pourra se couvrir de fourrures. Il n'y a pas de meilleur préservatif contre le froid. »

Le diabétique ne doit pas choisir avec moins de soin son habitation. Il lui faut rechercher les pièces larges, spacieuses, bien aérées, les maisons bien exposées où les rayons solaires pénètrent facilement. C'est ainsi que les rues étroites, les habitations du rez-de-chaussée seront surtout évitées. L'hiver, le chauffage se fera par les cheminées à large ventilation, on maintiendra dans la chambre une température qui ne devra pas dépasser 17°.

Climatothérapie. — En général le diabétique

ne consulte pas sur le climat du pays où il doit faire séjour. Fixé par sa profession dans une ville ou à la campagne, il ne renoncerait guère à son habitation, si elle ne présentait de considérables dangers. Pourtant le choix du pays où doit vivre le diabétique ne manque pas d'intérêt. On recommande en général aux diabétiques d'éviter les climats froids et humides. Il faut aussi leur faire comprendre tout l'inconvénient que présentent les centres d'agglomération populaire où la tuberculose est si fréquente et si grave : on devrait donc recommander le séjour à la campagne ; mais les cas où le malade saura renoncer à la vie active des villes sont rares ; ne doit-on pas craindre d'ailleurs de provoquer la neurasthénie par un changement d'habitude inconsidéré ?

On a proposé d'envoyer les diabétiques dans les pays où un climat chaud et sec convient mieux au traitement de leur affection. Keith Imray a cité des cas de guérison consécutifs à un changement de climat : dans l'une de ses observations il s'agit d'un malade qui quitta l'Europe pour passer à la Jamaïque ; dans l'autre, l'auteur rapporte l'histoire d'un étudiant qui, parti bien portant de l'île Maurice, présenta bientôt les signes du diabète ; revenu dans son pays, il ne tarda pas à se rétablir. Daniel pense que sous l'influence de la chaleur, il se produit une stimulation des fonctions de la peau et une sorte de sédation de celles du rein. Cette opinion est également partagée par Th. Christie. La cure du diabète par le séjour dans les climats orientaux n'a guère été proposée qu'en Angleterre. Ce mode de traitement ne serait pas facilement accepté en France où l'on hésite toujours à entreprendre des voyages longs et dispendieux. Une traversée prolongée, un trajet considérable en chemin de fer ne peuvent d'ailleurs être permis au diabétique si sa maladie affecte une forme grave. Cet argument, qui possède déjà une certaine valeur lorsqu'il s'agit d'un voyage auquel succédera un long séjour, en a bien davantage lorsque l'excursion est destinée à distraire les loisirs du malade au moment des vacances. Lorsque l'on fait choix d'une villégiature pour un diabétique il ne faut donc pas oublier de prendre en sérieuse considération la longueur du voyage, et la façon dont il doit se faire; toute chose égale d'ailleurs, il faudra préférer les trajets les moins fatigants et ceux qui s'accommodent le mieux avec les habitudes et l'hygiène du diabétique. Dans d'autres cas la question se présente sous un jour différent. La villégiature peut n'être plus considérée comme un moyen de distraire le malade, mais comme un mode de traitement. On a successivement proposé aux diabétiques, la cure de montagne et le séjour au bord de la mer.

Ebstein, dans son ouvrage sur le diabète, a

longuement insisté sur le traitement par l'air des montagnes ; les malades, en dehors du repos moral qui résulte de l'isolement où ils se trouvent, y rencontreraient plusieurs conditions favorables à la bonne évolution de leur affection : la pureté de l'air, l'exercice graduel. D'autres auteurs ont insisté sur l'augmentation de l'élimination de l'acide carbonique, telle est l'opinion de Mermod, telle est aussi celle de Veraguth. Suivant Marcet[1], l'excès d'acide carbonique éliminé par le poumon serait de 15 pour 100 dans les Alpes à une hauteur de 4300 mètres. Il y aurait donc augmentation des combustions par suite du séjour dans les montagnes. Mais Ebstein fait les plus expresses réserves sur l'interprétation de ce phénomène, que l'on ne saurait considérer comme la marque d'une atténuation réelle du diabète. En tous cas, la cure de montagne ne peut présenter d'avantages que si l'on en prolonge suffisamment l'usage. La durée du séjour ne doit pas se compter par semaines, mais par mois ; ainsi comprise la cure de montagne devient très coûteuse, elle ne peut être proposée qu'aux diabétiques jouissant d'une réelle aisance. Encore le séjour des montagnes ne sera-t-il pas également permis à tous, il faudra en restreindre l'indication aux seuls malades atteints de diabète gras léger, sans menace d'acé-

1. *London Royal Soc.*, 1879.

tonémie. Le choix de la station ne devra pas être fait avec moins de soin : on recommandera particulièrement Bussang, dans les Vosges; dans le grand duché de Bade, Rippoldsau; Morgins en Suisse, à 1 400 mètres d'altitude. Schwalbach, Forges, Spa et surtout Saint-Moritz (Engadine) seront indiquées avec plus de réserves. Dans les Pyrénées le climat tempéré de quelques stations les désignera aux malades atteints de diabète bénin. En général on n'aura pas recours aux altitudes extrêmes, on préférera une élévation moyenne de 600 à 700 mètres.

Le séjour au bord de la mer a été également recommandé au diabétique. Les arguments que l'on a avancés sont de deux ordres; les uns ont trait à la nature des qualités atmosphériques de l'air de mer; les autres se rapportent à l'usage même des bains de mer; sous l'influence du séjour au bord de la mer, suivant Marcet l'élimination d'acide carbonique augmenterait et présenterait un excès de 1,2 pour 100. Cette modification est assez faible si on la compare à celle que nous avons signalée pour le séjour dans la montagne. Nous avons d'ailleurs fait avec Ebstein quelques réserves sur la valeur de ces modifications peut-être plus apparentes que réelles. Bouchard a observé sous l'influence de l'air de la mer l'augmentation de l'urée et la diminution de l'acide urique; une telle constatation présente une valeur réelle puisqu'elle montre la stimulation des combustions sous l'influence du climat maritime, elle pose d'ailleurs une des indications fondamentale de la villégiature maritime pour les diabétiques. Le séjour au bord de la mer, favorable aux malades atteints de diabète bénin avec obésité, ne saurait en aucune manière être recommandé à ceux qui sont frappés d'une forme grave avec tendance à l'autophagie.

Bains de mer. — Les bains de mer ont été particulièrement étudiés par Bouchardat. Ils ne seront pas permis à tous les diabétiques. Ce mode de traitement sera particulièrement recommandé aux diabétiques dont la glycosurie a presque totalement disparu ou s'est entièrement dissipée. Les bains sont utiles pour consolider la guérison de la glycosurie, pour permettre, grâce à l'activité plus grande de la nutrition, le retour à une alimentation normale (Bouchardat). Les bains de mer, suivant Durand-Fardel, ne seront employés que chez les diabétiques capables de réagir. Cette réaction doit dépendre d'une part des forces propres de l'organisme, qui devra être peu atteint lorsque l'on permettra les bains de mer, d'autre part de l'hygiène à laquelle on pourra soumettre le malade : « C'est ainsi qu'un exercice très actif est indispensable en faisant usage des bains de mer : il ne faut donc jamais les prescrire aux diabétiques incapables de se livrer à un exercice suffisant. »

Les bains de mer peuvent se donner de diverses façons, on peut employer le bain froid ou chaud; le bain chaud doit être réservé aux diabétiques qui présentent encore une notable quantité de sucre dans leurs urines; le froid sera indiqué dans les autres cas. Tantôt il s'agira d'une simple immersion très rapide, tantôt d'un bain véritable dont la durée, souvent réduite à soixante secondes, ne dépassera jamais cinq minutes. La réaction qui suit ces bains doit être très nette; on la facilitera en pratiquant sur tout le corps des frictions rudes avec une serviette chaude. On prescrira ensuite au malade un exercice modéré.

Le choix de la plage est en général facile : on préfèrera un climat doux et tempéré, on évitera le vent et les brouillards.

Les bains de rivière n'ont jamais été proposés comme un système de traitement du diabète. Mais souvent réclamés par le malade lui-même ils ne peuvent lui être permis sans réserve. Moins stimulants et moins actifs que les bains de mer, ils ne devront pas être préférés à ces derniers. On ne les permettra que dans les cas de diabète léger, on en surveillera soigneusement l'usage, tout en se conformant de tous points aux règles générales que nous avons indiquées pour le bain de mer. On sait d'ailleurs que le bain de rivière est le plus souvent mal dirigé, ce n'est pas là une des moindres raisons qui doive en faire rejeter l'usage.

Hydrothérapie. — L'hydrothérapie trouve pourtant certainement son emploi dans le traitement hygiénique du diabète. L'hydrothérapie froide a souvent été considérée comme un moyen thérapeutique puissant dans le traitement de cette maladie. Tel était du moins l'avis de Bouchardat : il accorde à la douche froide la faculté de ranimer l'énergie de la calorification et d'exciter le système nerveux périphérique. Il a précisé d'ailleurs les indications de ce traitement ; la douche n'est pas permise aux malades atteints d'affection cardiaque, elle n'est utile, elle n'est exempte de danger que lorsque le malade est en état de faire une « franche et complète réaction ». Sa durée ne doit jamais excéder celle de la réaction dont le malade est capable. De telles restrictions permettent d'éliminer les formes graves des diabètes compliqués d'affections pulmonaires ou rénales. Mais la douche froide pourra être d'une utilité incontestable pour certains diabétiques qui présentent des accidents nerveux et en particulier des symptômes de neurasthénie.

La douche doit être courte, sa durée ne dépassera pas vingt-cinq à trente secondes au début ; plus tard même elle ne devra pas excéder une durée d'une minute. Bouchardat conseille d'associer la douche en pluie à la douche en jet, en commençant par l'une pour finir par l'autre. Le jet écrasé sera dirigé d'abord par l'un des flancs et sur le côté de la colonne vertébrale, dont on parcourra toute la longueur de haut en bas; puis on pratiquera la même manœuvre du côté opposé; on terminera enfin en dirigeant le jet sur la région sacro-lombaire et sur les membres inférieurs; puis on portera rapidement le jet sur la face antérieure du corps. Le malade respire largement pendant toute la durée de la douche; elle doit être donnée de telle façon que l'essoufflement ne se produise pas. Dans aucun cas on ne doit toucher deux fois avec le jet une même région du corps : une telle pratique entraverait la réaction. On peut donner ces douches deux fois par jour, à huit heures du matin et à six heures du soir, par exemple, mais en général on se contente de la douche du matin.

A l'usage des douches on a quelquefois préféré celui des lotions : faciles à administrer à domicile, les lotions paraissent cependant notablement inférieures aux douches : elles sont en général pratiquées avec moins de rigueur, elles s'accompagnent de réactions moins vives : or on sait combien est importante la réaction chez le diabétique; il est cependant divers procédés qui peuvent donner à la lotion une réelle valeur. Au lever, dès que l'éponge trempée dans l'eau froide a été passée sur toute la surface du corps, on pratiquera une série de frictions avec des brosses ou des linges souples et rudes, on fera une courte séance de massage, puis le malade devra prendre de l'exercice aussitôt que possible. Lorsque l'on remplace la lotion par l'affusion d'eau froide ou le tub, les mêmes précautions doivent être prises. Il importe de bien savoir que l'emploi de l'eau froide constitue une manœuvre thérapeutique dont les résultats peuvent être favorables dans bien des cas, mais dangereux dans beaucoup d'autres. Aussi le malade ne doit-il pas par lui-même juger de l'opportunité des agents hydrothérapiques. Le médecin, de son côté, n'en autorisera l'usage que dans les cas bien déterminés que nous avons spécifiés plus haut.

Les bains chauds, et surtout les bains tièdes, répondent à des indications toutes différentes. Les soins de la peau doivent occuper une place suffisante dans l'hygiène du diabétique. Le malade est en effet exposé à une série d'accidents cutanés d'une indiscutable importance. Toute solution de continuité des téguments pourra chez lui être la porte d'entrée d'un agent infectieux, dont l'action en raison des mauvaises conditions de résistance de l'individu, sera d'une gravité considérable. Les régions qui se trouvent en contact avec l'urine sont souvent le siège de démangeaisons, de lésions, qui constituent une gêne et une préoccupation pour le malade; enfin les dermatoses sont fréquentes au cours du diabète. Il convient donc de permettre au diabétique l'usage des bains de propreté : ces bains doivent être libéralement accordés, mais nous n'en portons pas le chiffre jusqu'à trois par semaine comme le fait Bouchardat; on ne doit pas oublier l'influence débilitante qu'exercent sur l'organisme les bains prolongés et répétés.

S'il s'agit d'un diabète gras, c'est aux lotions tièdes légèrement alcoolisées qu'il faudra avoir recours. Dans cette même forme de diabète on permettra le bain chaud, à moins de contre-indication spéciale; mais la température ne dépassera pas 34 à 37 degrés. Il faut d'ailleurs éviter aussi soigneusement une température trop basse, qu'une excessive chaleur : le malade ne doit ni suer ni frissonner dans les bains : on doit les faire suivre d'exercices physiques, ou de massages et de frictions. A moins d'indications spéciales, on prescrit le bain alcalin ou le bain d'amidon. Bouchardat recommandait des bains contenant 100 grammes de carbonate de potasse auxquels on ajoutait deux grammes d'essence de lavande et cinq grammes de teinture de benjoin. On a conseillé les bains aromatiques pour les diabétiques asthéniques (Dreyfus-Brisach) et les bains gélatino-sulfurés pour calmer les démangeaisons dont les malades souffrent si fréquemment[1].

Le diabétique ne doit pas seulement surveiller constamment l'état de ses téguments. Il doit aussi prendre le plus grand soin des surfaces muqueuses. Nous aurons l'occasion de revenir sur l'hygiène des organes qui viennent au contact de l'urine et nous dirons comment il convient d'éviter la balanite et le prurit vulvaire. Une propreté vigilante, des soins constants et assidus suffisent d'ailleurs en général pour prévenir toute complication.

Soins de la bouche. — La cavité buccale doit être soigneusement surveillée. Le diabétique ne devra y laisser séjourner aucun débris alimentaire. Les lavages fréquents après chaque repas seront aussi d'une utilité incontestable. On emploiera les solutions légèrement antiseptiques auxquelles on adjoindra une substance aromatique, telle que la menthe, destinée à calmer la sensation de soif dont souffre le malade.

Exercice, gymnastique, massage. — Il est dans l'hygiène du diabétique toute une série de pratiques dont la valeur est considérable. L'exercice rationnel, la gymnastique et le massage doivent tenir dans le traitement de la maladie une place,

1. Les bains gélatino-sulfurés se préparent au moyen de 500 grammes de gélatine à laquelle on ajoute 30 grammes de sulfure de sodium.

qui, pour discutée qu'elle ait été, n'en reste pas moins d'une réelle importance. L'utilité des exercices musculaires doit, dans le diabète, être envisagée à divers points de vue. « Si la destruction de la matière azotée sous l'influence du travail musculaire est contestable, dit Bouchard, si elle est mise en doute ou niée formellement par les expériences de L. Lehmann et Speck, de Fick et Wislicenus, de Voit, de Parkes, de Ranke, il n'en est pas moins vrai que le travail corporel augmente la quantité d'acide carbonique éliminé, que par conséquent, il provoque pour le moins l'oxydation des substances ternaires. Cette vérité ressort de l'enquête de Benecke, d'après laquelle dans toutes les prisons où les détenus sont condamnés au travail forcé on s'est vu dans la nécessité d'augmenter la proportion des aliments hydrocarbonés. Si le travail musculaire active la combustion du sucre, ajoute Bouchard, il faut y joindre la vie au grand air, la large ventilation; il faut supprimer les habitudes de la vie sédentaire. »

Les arguments en faveur des exercices physiques doivent être tout à la fois recherchés dans les observations cliniques et dans les constatations physiologiques.

Dans le premier groupe, on a rapporté une série de faits d'un extrême intérêt. « A la suite de violents chagrins, dit A. Renault, le Dr D., était devenu fortement diabétique. Il avait la bouche sèche, perdait ses forces et avait maigri de 15 kilogrammes. Son urine contenait une énorme proportion de sucre. Ayant suivi pendant six mois un traitement médical complet : eau de Vichy, iodure de potassium, acide arsénieux, pain de gluten, sans aucune amélioration, il se décida à recourir à l'exercice musculaire. Il demeurait rue de l'École-de-Médecine; il loua un appartement à Saint-Mandé, à 7 kilomètres de distance. Matin et soir, il se mit à parcourir cette distance. A cet exercice quotidien, il joignit le régime suivant : vin de Bordeaux, eau de Vichy, viandes rôties, légumes verts, cessation complète des médicaments. Au bout de quinze jours, l'amélioration était déjà sensible. Après six mois, le sucre avait complètement disparu de ses urines et l'on n'en trouva plus trace jusqu'à sa mort, qui n'arriva que seize ans plus tard. »

Un diabétique obligé de faire souvent le voyage de Paris à Marseille ne présentait plus de sucre dès qu'il arrivait dans cette ville (Brouardel).

Un autre malade en voie d'amélioration va travailler dans les champs et peut reprendre l'usage des féculents sans que le sucre apparaisse dans ses urines; pendant huit jours il est obligé d'abandonner les travaux d'agriculture, le sucre se montre à nouveau, et pourtant il n'a rien changé à son régime. A plusieurs reprises, l'expérience put être renouvelée, et sans cesse elle donna les mêmes résultats (Bouchardat).

L'explication de ces faits doit être recherchée dans diverses expériences physiologiques. Lorsqu'un muscle se contracte, la quantité de sang qui le traverse est 9 fois plus considérable que celle qui parcourt le réseau de ses capillaires à l'état de repos. Sous l'influence du simple mouvement de mastication, on voit chez le cheval la quantité de sang qui traverse la carotide augmenter dans l'unité de temps. Peu à peu, cette action se propage d'ailleurs à la circulation générale, qui se trouve activée dans son ensemble. A l'état de repos même le sang qui va irriguer le muscle est plus riche en sucre et en oxygène que celui qui l'a déjà traversé; au contraire, celui-ci contient plus d'acide carbonique. Cette différence est plus manifeste encore à la suite d'un exercice violent : on a pu ainsi établir que, sous la seule influence du mouvement, la quantité d'acide carbonique contenue dans le sang veineux pouvait devenir 9 fois plus considérable. On voit aussi que les échanges deviennent bien plus intenses au niveau du muscle qui se contracte. De même, la matière sucrée est détruite dans les tissus d'une manière d'autant plus marquée que le fonctionnement de ceux-ci est plus actif (Chauveau et Kauffmann). Si l'animal hibernant ne devient pas glycosurique, malgré la diminution de consommation sucrée qui résulte de son immobilité, c'est qu'en même temps chez lui la production du sucre diminue. Sous l'influence de l'exercice, la formule respiratoire se modifie, il se produit un excès d'acide carbonique, en même temps qu'une suractivité respiratoire. On devra donc songer que chez le diabétique, si la consommation et l'utilisation du sucre sont diminuées, il y a lieu d'essayer de réveiller ces fonctions assoupies, en forçant le muscle à détruire plus de sucre qu'il ne le fait naturellement.

L'exercice peut être de diverses sortes chez le diabétique. Il faut tout d'abord distinguer l'exercice passif et l'exercice actif.

Parmi les exercices passifs, le massage doit figurer en première ligne. Le massage, en effet, produira parfois les plus heureux résultats dans le traitement du diabète, mais il doit être régulièrement institué et soigneusement pratiqué. Même dans les cas où il n'est pas établi comme une méthode de traitement, il peut rendre des services dans le diabète; tantôt il s'associera aux pratiques de l'hydrothérapie (toute séance sera alors suivie d'un massage méthodique), tantôt il alternera avec les frictions que l'on emploie pour stimuler les fonctions de la peau chez le diabétique. Le massage sera d'ailleurs souvent un exercice de transition : lorsqu'on reconnaît pour le diabétique la nécessité de s'adonner aux exercices musculaires, s'il se montre d'abord peu disposé à entreprendre un traitement qui l'étonne et contraste avec ses habitudes, on peut commencer la cure par l'emploi méthodique et graduel du massage.

Le massage s'associe souvent à la gymnastique, à la gymnastique suédoise en particulier. Cette gymnastique essentiellement progressive et graduée semble convenir tout particulièrement dans les cas où les exercices physiques sont indiqués. Les mouvements qu'elle se propose d'obtenir d'un malade sont d'une exécution simple et facile. Ils sont dirigés par un moniteur qui, en opposant une résistance suffisante, mais non excessive, aux mouvements du malade, sait produire un exercice musculaire utile, mais non fatigant. Il en est tout autrement de la gymnastique française, qui exige une série d'efforts désordonnés et produit nécessairement la fatigue et l'essoufflement. Il ne faudra donc pas l'employer au cours du traitement, et mieux vaudrait encore conseiller au malade de faire chaque matin, de lui-même, des mouvements d'assouplissement, que de le contraindre à des exercices aussi inutiles que dangereux.

Exercices musculaires variés. — En dehors même des exercices physiques méthodiques, il est possible de soumettre le malade à un régime tel qu'il puisse sans fatigue ni ennui employer d'une manière rationnelle ses forces musculaires. La marche peut être ainsi utilement employée. On prescrit au malade, suivant son état, une promenade d'une ou deux heures, répétée parfois plusieurs fois dans la même journée. Bouchardat prescrivait la marche accélérée, et dans quelques cas même la course. A mesure que, sous l'influence de ce traitement, les forces revenaient, il s'efforçait de les utiliser de telle sorte que la durée et la longueur des promenades s'accroissaient bientôt. A l'exercice des jambes, on doit joindre l'exercice des bras. L'importance des mouvements qu'on leur impose est considérable; moins lassants que la marche, ils peuvent alterner avec celle-ci pour constituer un régime d'exercice complet. Bouchardat a rapporté d'intéressants exemples de ce mode d'utilisation des forces. Dans un cas, il s'agit d'un homme de cinquante-quatre ans qui rendait par vingt-quatre heures 3 litres d'urine contenant 71 grammes de glycose pour 1000. Il suit un régime sévère, se livre avec assiduité aux travaux du jardinage, bêche et retourne le sol chaque jour, pour le tasser ensuite et le bêcher encore le lendemain : la glycosurie disparaît au bout de quelque temps. Même résultat chez un autre malade qui chasse, marche, s'efforce d'utiliser tous les modes d'activité qu'il découvre; un troisième imite les employés de chemin de fer et transporte sur une brouette des malles lourdement chargées.

Point n'est besoin d'ailleurs de prescrire au malade de tels travaux ; on peut lui proposer des exercices plus rationnels. On préférera ceux qui présentent le plus d'attrait pour lui : il s'y soumettra d'autant plus facilement qu'il prendra plus de plaisir. La chasse, le patinage, les jeux de boule, de criquet, la paume trouveront ainsi leur emploi. L'équitation, le billard, les divers travaux manuels pourront être également utilisés. Pour la femme, il faudra conseiller la marche, le volant, la balle, le tennis, la danse. La bicyclette sera d'un précieux secours, si l'emploi en est strictement réglé et ne comporte pas d'excès.

« Entre tous les exercices, il faut choisir, dit Bouchardat, celui qui convient le mieux, et le rendre assez énergique pour obtenir une bonne sueur de tout le corps, mais alors changer de flanelle et prendre les précautions nécessaires pour éviter toutes les chances de refroidissement. »

Tout exercice dont on recommandera l'usage au diabétique doit satisfaire à certains *desiderata*. Jamais il ne doit être excessif. Dès le début du traitement on doit choisir un exercice auquel le malade est déjà habitué afin d'éviter les fatigues d'un trop rude apprentissage ; c'est ainsi que la bicyclette, pour utile et innocente qu'elle soit dans la plupart des cas, peut pourtant présenter de réels inconvénients lorsque le malade s'y adonne d'emblée et sans précaution. Les exercices que l'on ne peut faire précéder d'une période d'entraînement progressif, sont des exercices dangereux : on ne saurait les surveiller de trop près. Si l'exercice doit être progressif au début, il doit aussi ultérieurement être susceptible d'être gradué, car jamais le diabétique ne doit dépasser la mesure de ses forces (Bouchardat). Mieux vaut répéter plusieurs fois dans une même journée une courte période d'exercice que de contraindre le malade à un exercice forcé prolongé pendant trop longtemps.

Un pareil travail peut entraîner de graves accidents d'auto-intoxication; il peut aussi produire la fatigue du cœur, que l'on doit toujours ménager chez le diabétique. La dyspnée d'effort doit être soigneusement évitée : tout jeu, toute occupation qui l'entraînera sera aussitôt rejeté. Il en sera de même de ces distractions qui, condamnant le malade à l'immobilité, vont bientôt à l'encontre du régime.

Il ne faudra pas essayer d'obtenir l'uniformité dans l'exercice. Si un exercice toujours semblable à lui-même semble plus facile à graduer, c'est par une illusion dont on ne doit pas être la dupe. Le diabétique se plie difficilement à l'usage des exercices monotones, il ne tarde donc pas à essayer de se soustraire à la règle qu'on lui impose. C'est contre son régime qu'il lutte, au lieu d'employer toutes ses forces à combattre son diabète.

On a formulé diverses objections contre le traitement du diabète par les exercices physiques. On a pu dire *en théorie* que le diabète provenait, non d'un défaut de consommation du sucre, mais d'un excès de production; or la consommation règlerait, d'après certains physiologistes, la production. Accroître les mouvements musculaires, ce serait donc augmenter la glycosurie. On peut répondre aisément à cette objection : il n'est pas prouvé que le diabète résulte d'un excès de production; on a vu que nous admettons au contraire la théorie opposée.

On a reproché aux exercices musculaires d'augmenter l'azoturie. A l'état normal, suivant Lagrange et Gautrelet, l'exercice violent n'augmenterait pas l'élimination d'urée : c'est seulement dans le surmenage que l'azoturie et l'amaigrissement rapide se montreraient. Si l'azoturie pouvait résulter de l'exercice musculaire, elle serait surtout à craindre dans le diabète grave. En état d'inanition relative, le malade emprunte alors à ses propres tissus les aliments calorifiques générateurs de l'effort. L'exercice musculaire doit donc être réglé sur la réserve dynamogénique du malade. Soumettre un diabétique azoturique au régime de l'effort, c'est activer son amaigrissement. Proposer la cure par l'exercice à un diabétique en équilibre instable, c'est provoquer l'apparition du danger que l'on s'efforce d'éviter.

L'effort musculaire peut entraîner d'autres périls : sous l'influence de la contraction, le muscle livre à la circulation une série de poisons, dont l'influence est nulle lorsque l'organisme est capable de les détruire et de les éliminer. Or, chez le diabétique, par suite du trouble de la nutrition générale, ces poisons restent en circulation ; dès lors les accidents d'auto-intoxication pourront se montrer d'autant plus facilement que le rein est souvent touché, d'autant plus rapidement que l'abondance des sudations qui succèdent aux exercices physiques entrave l'élimination des substances toxiques par le rein.

De ces considérations générales il nous est facile de tirer les indications et les contre-indications de l'exercice physique dans le diabète.

1° Tout exercice physique d'une violence exagérée, d'une durée trop considérable, devra être défendu ou n'être accordé qu'avec une extrême prudence.

2° Les exercices physiques doivent être extrêmement modérés lorsqu'une complication grave se surajoute au diabète ; l'albuminurie, l'azoturie, les troubles cardiaques sont du nombre des affections qui doivent, sur ce point, faire substituer leurs indications propres à celles du diabète même.

3° Les exercices doivent être défendus, aussi bien chez les diabétiques en équilibre instable, que chez ceux dont l'équilibre nutritif est définitivement rompu. Utile et nécessaire chez les diabétiques gras et vigoureux, l'exercice doit toujours être réglé non pas suivant des conceptions théoriques, mais d'après l'état clinique du malade.

Toutes les considérations que nous venons de développer dans ce chapitre permettent de comprendre que le diabétique tirerait un maigre profit du séjour dans un de nos hôpitaux. Si l'aisance et le confortable jouent un rôle dans la production du diabète, ils contribuent aussi puissamment à en faciliter le traitement. Ni le régime alimentaire ni l'hygiène générale ne pourront être observés à l'hôpital.

Alors même que toutes les conditions favorables se trouveraient réunies, l'exercice physique, les distractions intellectuelles manqueraient au malade; heureux même s'il n'était pas exposé à contracter dans le milieu hospitalier la tuberculose ou une des nombreuses maladies dont il est sans cesse menacé!

TROISIÈME PARTIE

CHAPITRE I

Prophylaxie du diabète.

L'étude de la prophylaxie d'une maladie repose nécessairement sur la connaissance exacte et précise des causes de l'affection. La prophylaxie est tout entière suspendue à l'étiologie : la prophylaxie du diabète comporterait donc la notion des circonstances générales dans lesquelles se développe la maladie, celle de la prédisposition des sujets, et enfin la connaissance de la physiologie pathologique de la glycosurie. Il faudrait joindre encore à ces notions si variées l'étude des moyens qu'il convient d'employer pour soustraire l'individu aux conditions morbides qui le menacent. Or nous savons combien l'étiologie du diabète est encore incomplète; constituée par le recueil d'une série de faits encore insuffisamment unis par un lien logique, l'étiologie ne fournit que peu d'éléments à l'étude de la prophylaxie.

Toutefois quelques-uns de ces documents sont d'une importance telle qu'ils permettent de tenter d'établir un traitement préventif de la maladie. Trop souvent ce traitement sera insuffisant, plus souvent encore il sera négligé, mais les quelques cas où il a pu rendre de signalés services suffisent à en justifier l'indication et l'emploi.

Si nous voulions résumer en quelques mots le principe même de ce traitement prophylactique, nous dirions que le prédisposé doit en une certaine mesure être considéré comme s'il était déjà atteint de la maladie dont on a résolu d'arrêter le développement. Le traitement prophylactique du diabète consiste essentiellement à éviter chez l'individu encore indemne tout ce qui, chez le diabétique confirmé, favorise l'évolution de la maladie, à conseiller d'autre part au prédisposé tout ce qui chez le diabétique confirmé en entrave la marche.

Nous nous sommes déjà demandé si la prédisposition au diabète existait réellement : on sait que la question doit assurément être tranchée par l'affirmative lorsqu'il s'agit du diabète ordinaire, du diabète qui a reçu le nom de diabète gras, de diabète bénin, de diabète arthritique, mais en est-il de même pour le diabète grave, pour la maladie qui a été appelée tour à tour diabète pancréatique et diabète malin? Sans doute le diabète grave, qu'il soit primitif ou secondaire, semble ne se développer en général que sur un terrain déjà préparé. Mais cette forme même, en raison de la brusquerie de son apparition, de la rapidité de son évolution, ne semble pas se prêter aux mêmes soins prophylactiques que le diabète ordinaire ; aussi est-ce cette dernière affection surtout que nous aurons en vue dans ce chapitre.

Peut-on dépister facilement le diabète à son début, ou pour mieux dire peut-on reconnaître la prédisposition au diabète ? Cette recherche n'est pas en général bien difficile ; le futur diabétique a souvent une généalogie morbide, et parfois il a déjà une histoire. Son hérédité nous est connue, c'est celle de la famille arthritique ; on y rencontre toutes les maladies par ralentissement de la nutrition, parfois même, mais dans des cas plus rares, le diabétique est descendant de diabétique. Son histoire est déjà ou celle d'un diabétique en puissance, ou celle d'un enfant atteint d'un diathèse se caractérisant par la succession de ces diverses affections que l'on a rangées dans le même groupe diathésique que le diabète.

Lancereaux a insisté sur quelques-uns des caractères qui peuvent faire prévoir l'évolution du diabète :

« Intimement lié à la constitution de l'individu, ce diabète, dit-il, est une sorte de manière d'être qui commence et finit avec la vie, bien que la glycosurie ne survienne que beaucoup plus tard, vers l'âge de trente ans, et presque toujours à la suite d'un embonpoint plus ou moins prononcé, qui est comme la première étape du mal.

« Cet embonpoint se manifeste habituellement à la fin de la période d'accroissement, c'est-à-dire vers l'âge de vingt et un ans chez la femme et de vingt-cinq ans chez l'homme. Dans quelques cas seulement on l'observe vers l'époque de la puberté ou même plus tôt. Je connais un jeune garçon, âgé aujourd'hui de vingt ans, qui depuis l'âge de treize ans est atteint d'une obésité excessive avec un abdomen des plus proéminent, et une petite fille de onze ans qui se fait remarquer par son embonpoint depuis l'âge de cinq ans; ni l'un ni l'autre n'ont de sucre dans les urines, mais le père et la mère du jeune homme sont morts de diabète; le père et le grand-père de la jeune fille étaient atteints de la même maladie. Dire que ces jeunes gens sont simplement prédisposés à la glycosurie ne serait pas exact : dès maintenant ils doivent être considérés comme des diabétiques, et la preuve c'est que le frère de mon jeune garçon, aujourd'hui âgé de vingt-six ans, vient d'éprouver à la suite d'une grande fatigue une forte crise glycosurique. »

L'obésité précoce ne constitue pas le seul signe prémonitoire du diabète. Le prédisposé au diabète pourra être atteint d'affections légères, peu graves par elles-mêmes, mais déjà importantes, car elles sont les signes avant-coureurs de la maladie dont il est menacé. Dès son enfance, le futur diabétique a été sujet à la migraine et aux névralgies ; il est d'ailleurs souvent nerveux, impressionnable, quelquefois il est atteint de neurasthénie franche ou larvée; cette prédisposition nerveuse, qui s'est révélée déjà pendant l'enfance se développe d'avantage à mesure que l'individu avance en âge. Il est sujet à des poussées de rhumatisme, mais il s'agit rarement de rhumatisme aigu fébrile, encore moins du rhumatisme articulaire chronique, qui ne le menacera que lorsqu'il aura passé l'âge adulte; ce qui atteint le prédisposé, c'est le rhumatisme musculaire, avec ses douleurs vagues, survenant par périodes indéterminées, cédant mal au traitement. Dès son adolescence il a commencé à ressentir les symptômes de laryngite et de pharyngite chronique; il a eu de l'urticaire de l'eczéma.

« Vous ne devrez pas oublier, dit Bouchard, que le plus souvent le ralentissement de la nutrition est congénital; vous devrez donc surveiller dès son enfance et pendant la longue période qui précède l'apparition de la maladie, celui qui, né de parents atteints de l'une ou l'autre maladie qu'engendre cette habitude nutritive déviée, est par ce fait prédisposé au diabète. »

Toutefois le traitement prophylactique du diabète ne sera pas toujours facile à établir : s'agit-il d'un enfant, il ne faudra pas craindre de révéler aux parents, sans toutefois les effrayer, les dangers de l'hérédité qu'ils ont transmis à leur descendant, il faudra lutter contre les habitudes du milieu social où se développent si facilement les maladies qui relèvent de la diathèse arthritique : il ne sera pas toujours facile de soustraire l'enfant à une vie trop confortable, à une table trop luxueuse, à une inaction prolongée. La tâche du médecin sera d'autant plus mal aisée que l'enfant paraîtra se porter à merveille : on prendra souvent pour une crainte exagérée le sentiment réfléchi que le médecin aura des dangers de l'avenir. Il faudra alors savoir faire adopter les mesures les plus utiles sans paraître les imposer, il faudra persuader plutôt qu'ordonner. Quelque délicate que soit cette conduite, on doit l'adopter sans hésiter, car le succès de tout le traitement prophylactique du diabète est à ce prix. La difficulté sera souvent bien plus grande lorsqu'il faudra guider un jeune homme persuadé qu'il n'a pas de ménagement à garder, et qui n'hésite pas à user largement de la vie. Le médecin doit prendre sur lui l'ascendant moral nécessaire, et user de son autorité pour régler et diriger ses occupations psychiques.

La prophylaxie du diabète doit comprendre tout à la fois l'hygiène alimentaire et l'hygiène générale.

On a accusé une alimentation trop abondante d'être une des causes du diabète. Pour Bouchard, le ralentissement de la nutrition pourrait résulter des excès alimentaires : l'organisme de l'homme sain ne peut, dans l'unité de temps, faire traverser qu'à une certaine quantité d'aliments les diverses transformations qui constituent les phénomènes de la nutrition. Leur quantité devient-elle trop considérable, les transformations restent incomplètes et insuffisantes. Le ralentissement de la nutrition qui en résulte sera bien plus marqué si l'individu est déjà par hérédité hors d'état de transformer complètement sa ration alimentaire normale. En fait, Bouchard trouve que, dans 43 pour 100 des cas de diabète, les repas étaient trop copieux : les féculents et les sucres, les viandes et les graisses étaient donnés en quantité trop considérable. Aussi faut-il surveiller de près l'alimentation du prédisposé : dès son enfance on lui interdira les excès alimentaires ; on ne doit pas faire de lui un fort mangeur ; on ne lui accordera que la quantité de sucre et de graisse nécessitée par les exercices physiques auxquels il est soumis. Enfin, on s'efforce de ne point habituer l'enfant à manger des quantités excessives de viande. « Je concède la viande à chaque homme, dit Bouchard, dans la proportion de la masse de son corps et de l'activité de ses mutations nutritives, la donnant en plus forte proportion aux penseurs et à ceux qui ayant des mutations plus actives ont besoin de forces en réserve pour pouvoir à un moment, fournir un travail extraordinaire. Mais je ne veux pas qu'on fasse du travail musculaire avec de la viande : le travail musculaire doit se faire avec du pain et de la graisse. Je veux que cette richesse soit économisée et qu'on ne crée pas aux classes nécessiteuses, des besoins factices et coûteux. Les médecins sont complices de cette grande erreur économique; c'est à eux qu'il appartiendrait au contraire de faire connaître la vérité, de montrer quel abus on fait des viandes et quel préjudice en résulte non seulement pour la richesse publique, mais pour la santé publique. S'ils veulent des exemples de cette pathologie des carnivores, il les trouveront chez les enfants des villes qui appartiennent aux classes aisées. Ils verront ces enfants confinés dans nos appartements étroits et gorgés de viandes, de jus, de gelées, élevés à l'anglaise, comme on dit mensongèrement; ils reconnaîtront que les chairs sont abondantes, que l'apparence est belle, mais que la langue est sale, l'haleine mauvaise, les selles irrégulières et fétides, les dérangements gastro-intestinaux fréquents, les affections cutanées habituelles, les migraines hâtives, que le rhumatisme avec ses manifestations diverses est précoce et grave; ils constateront enfin que ces enfants semblent prédisposés dès leurs premières années à une obésité qui est déjà établie vers quinze ou dix-huit ans. »

L'indication fondamentale sera donc de restreindre la nourriture de l'individu aux seuls aliments dont il peut utiliser les ressources. On devra s'efforcer d'activer les échanges, et de faciliter l'évolution complète des substances nutritives.

On préconisera le séjour à la campagne au grand air; si quelque considération empêche le prédisposé de quitter la ville, on s'efforcera pourtant de lui accorder dans la plus large mesure ces éléments indispensables à sa vie : un air frais et vivifiant, la lumière et le soleil. Il n'habitera pas les centres populeux, les régions humides. On lui conseillera de fréquents séjours au bord de la mer, ou sur la montagne. Les cures d'altitude, les climats maritimes seront ainsi tout particulièrement indiqués. L'arthritique y trouvera un air vif et stimulant, un climat sec, des occasions plus fréquentes d'exercer sa vigueur dans les exercices physiques. Mais à défaut de ces villégiatures souvent coûteuses, le jeune arthritique se trouvera aussi fort bien du séjour prolongé à la campagne. Les climats secs, les températures modérées lui conviendront mieux. De telles conditions sont aisées à remplir; les pays qui y satisfont sont nombreux, aussi le choix des villégiatures sera-t-il très facile pour le prédisposé au diabète; mais ce qu'il doit bien savoir, ce qu'il lui faut retenir, c'est que le séjour à la ville ne lui convient pas et que, s'il est forcé de s'y soumettre constamment, ce sera au détriment de sa santé. Aussi, dans ce cas, doit-on redoubler d'attention dans l'emploi des stimulants de la nutrition générale.

L'hydrothérapie sous ses diverses formes fournira alors de précieuses ressources.

Dès le matin, l'enfant pourra au sortir du lit être soumis au traitement par l'eau froide; suivant l'âge et le mode de réaction individuelle on choisira un procédé différent : c'est ainsi que, dans le jeune âge, la lotion sera le plus souvent préférée ; on trempera une grosse éponge dans l'eau salée légèrement aromatisée, on mouillera rapidement toute la surface du corps, puis on procédera à d'énergiques frictions. Plus tard, le tub pourra présenter de grands avantages, à la condition qu'il soit donné avec soin; le sujet doit avoir les pieds dans de l'eau chaude ou sur un fond sec, l'eau doit être versée rapidement sur le dos et non sur la poitrine, la surface entière du corps doit être mouillée; il faut éviter la dyspnée qui accompagne si fréquemment ce mode d'hydrothérapie. Dès que l'aspersion sera achevée, interviendront le massage ou les frictions. Le principal inconvénient du tub est la façon défectueuse dont se fait souvent la réaction; or l'importance de cette circonstance n'échappera pas si on songe que le jeune arthritique, en raison même de la tare morbide dont il est atteint, reste tout particulièrement exposé aux divers accidents du refroidissement. Aussi les cas sont-ils nombreux où l'on devra renoncer à la pratique d'une hydrothérapie mal comprise et mal appliquée, pour en revenir au traitement méthodique par les douches. Nous sommes disposé à en dire autant des bains de rivière. Certes il s'agit là d'un mode d'exercice excellent si on n'oublie pas que ces bains ne sont pas une distraction dont l'enfant ou le jeune homme peut user à sa guise. Le bain, en effet, ne sera utile que s'il est précédé, accompagné et suivi d'un exercice suffisant, et encore doit-il être pris en saison favorable, être court et déterminer une réaction suffisante. Les bains de mer, tant en raison du climat maritime que de leur mode même d'administration, seront prescrits avec plus d'avantage. Mais nombreux seront encore les arthritiques qui, en raison d'une autre manifestation de la diathèse dont ils sont atteints, ne pourront jamais supporter un séjour prolongé au bord de la mer.

Les exercices physique doivent être prescrits et réglés avec grand soin; tout exercice sera bon s'il a été précédé d'une période d'entraînement suffisante, s'il est pratiqué en plein air, s'il met en jeu d'une façon prudente et énergique les divers groupes musculaire. Dans l'enfance la difficulté n'est pas grande; le principal souci de l'hygiéniste doit être alors de proportionner l'effort à la vigueur de l'enfant, tout en lui inspirant le goût des exercices physiques : à aucun âge les exercices de violence ou de force ne seront utiles, il faudra toujours leur préférer les exercices de souplesse et d'adresse. Les jeux de balle, de raquette, de volant, la course seront d'abord choisis. Puis, à mesure que l'enfant avance en âge on pourra prescrire des exercices plus actifs, le croquet, le tennis, le cricket, puis bientôt après la bicyclette, le cheval et les armes. Chez la jeune fille, les jeux doivent être moins violents, mais il ne convient pas d'avantage de les négliger; le volant, la corde, le tennis, la danse, trouveront successivement leur indication. On ne saurait trop essayer de réagir contre la coutume qui prive les femmes de tout exercice physique. Sans essayer de suivre les mœurs anglaises et américaines, qui imposent souvent à la femme des efforts trop considérables, on doit proportionner ses exercices à la force qu'elle possède. C'est une concession qu'on obtiendra assez facilement des parents au moment où se développe une obésité précoce. Mais il sera souvent difficile de réaliser de plus importants changements dans la vie de la jeune fille; les longues réceptions, le séjour dans les pièces trop chaudes, l'oisiveté continue ne sauraient être permis; chez le jeune homme l'accoutumance aux exercices physiques sera plus rapidement obtenue, mais il faudra encore prévenir le jeune sujet contre les habitudes d'une vie déréglée. L'usage de l'alcool devra être limité au strict besoin. Les excès sexuels ne seront pas autorisés.

« Il faudrait pouvoir aussi s'opposer aux écarts de jeunesse, aux déchaînements des passions; mais ce n'est pas par voie de conseil ou de correction que l'on peut modérer ce règlement; c'est par la longue et lente influence de l'éducation de l'enfant qu'on peut mettre le jeune homme à l'abri des défaillances en l'habituant de bonne heure à l'usage de la liberté et en l'accoutumant au sentiment de la responsabilité. C'est dire que l'hygiéniste ne doit pas se désintéresser du côté moral de l'éducation » (Bouchard).

Le soin avec lequel doit être réglée l'éducation du candidat au diabète permet de voir que la vie de nos lycées et de nos collèges ne lui conviendra guère. Un séjour trop prolongé dans des salles insuffisamment aérées, une hygiène alimentaire défectueuse, un surmenage intellectuel continu, peu d'exercices physiques, et ceux-ci en général maladroitement choisis, telles seront les ressources que lui fournira le collège. En vain les exercices physiques semblent-ils avoir pénétré dans notre mode d'éducation national. Ils restent l'apanage de quelques spécialistes qui dans les lycées accomplissent au nom de tous les exercices hygiéniques auxquels chacun devrait participer. On devra donc essayer d'accorder au jeune arthritique un régime plus sincèrement hygiénique; il faudra choisir parmi les collèges ceux qui laissent, au milieu des études, une part suffisant aux soins sanitaires, on préférera les études les moins assujettissantes, on distribuera soigneusement les heures de loisir; elles ne seront pas employées aux occupations sédentaires, qui ajoutent de nouvelles fatigues à celles des études; le jeune homme emploiera ces moments de repos aux divers exercices physiques : la matinée sera ainsi consacrée aux jeux les plus vifs; quelques heures de récréation au cours de la journée seront également employées de manière à développer l'activité musculaire du jeune sujet. Au moment où il arrivera au terme de ses études, le candidat au diabète devra choisir une profession. Il conviendra alors d'éviter soigneusement les carrières qui nécessitent une existence sédentaire, ou du moins qui mettent l'individu hors d'état de consacrer une partie de son temps aux exercices hygiéniques. Les professions de bureau, les professions intellectuelles, ne seront admises qu'avec réserves; l'arthritique saura qu'il s'expose à des dangers dont il devra sans cesse essayer de neutraliser l'influence pernicieuse.

Si la question de la profession présente une importance considérable dans la vie de l'homme, la femme y échappe plus souvent. Pourtant on doit dire que les rares métiers qu'il lui est possible d'exercer comportent fréquemment une existence sédentaire qui convient mal au prédisposé au diabète. La femme n'est pas seulement exposée à ces dangers : le mariage n'est pas pour elle exempt de tout inconvénient.

Mariage et grossesse. — Les rapports de la grossesse avec le diabète ont fait l'objet de nombreuses discussions : on admet en général qu'une glycosurie physiologique peut se montrer au cours de l'état puerpéral. Cette glycosurie ne ressemble en rien au diabète, elle n'en a ni la marche ni les caractères. Mais ne s'agit-il pas d'une glycosurie ayant son origine dans l'abaissement du coefficient d'utilisation de la glycose au cours de la grossesse? Cette possibilité doit nous préoccuper, puisqu'elle indiquerait que, au cours de la grossesse, les échanges organiques sont moins actifs. Il fournirait des indications toutes particulières sur le rôle de la grossesse dans le développement du diabète. Si la grossesse est susceptible de diminuer l'utilisation de la glycose, elle accentuera nécessairement le diabète léger, où la glycosurie n'apparaît que sous l'influence des excès alimentaires. On a, en réalité, signalé quelques cas dans lesquels la grossesse semblait avoir constitué de toutes pièces un diabète qui n'existait pas jusque-là. On s'est efforcé de distinguer cliniquement les diverses formes de ce diabète puerpéral : c'est ainsi qu'on a pu décrire tour à tour une forme légère ou intermittente dont l'apparition coïncidait avec les gestations successives pour disparaître dans leur intervalle, une forme subaiguë et une forme grave. On a également insisté sur l'influence de la lactation; son rôle serait ici sensiblement égal à celui de la grossesse. La glycosurie dite physiologique se montrerait avec une fréquence toute spéciale au début de la lactation, puis s'atténuerait ensuite. Enfin, il ne serait pas très rare de voir apparaître un diabète véritable au cours de la lactation. Faudra-t-il donc recommander le célibat, aux jeunes femmes prédisposés au diabète? une telle conduite serait certainement exagérée, les cas de diabète puerpéral paraissant d'une extrême rareté. Si l'influence de l'état physiologique sur la diathèse s'exerce réellement, elle agit du moins à longue échéance et il semble possible par un régime rigoureux de remédier dans l'intervalle des grossesses aux inconvénients qu'elles peuvent avoir eus. On devra cependant reconnaître que, chez les femmes nettement prédisposées, les grossesses trop souvent répétées et la lactation pourront avoir des inconvénients contre lesquels il sera bon de se prémunir.

Tout autre est la question suivante : doit-on conseiller le mariage à une femme atteinte de diabète? Nous savons déjà que toute excitation sexuelle peut retentir d'une manière fâcheuse sur l'évolution du diabète. Mais d'autres éléments vont entrer en cause ici : nous devons successivement considérer la question à deux points de vue : 1° la grossesse et l'accouchement peuvent-ils aggraver le pronostic du diabète? 2° le diabète peut-il troubler le cours de la grossesse? Cette dernière question semble facile à résoudre : d'après Seegen, Fry, Lecorché la grossesse chez une femme diabétique se termine le plus souvent par un avortement ou un accouchement prématuré. La grossesse est interrompue vers le sixième ou le septième mois, plus rarement vers le huitième. Si la femme n'avorte pas, l'accouchement ne serait pourtant pas normal; les contractions de l'utérus seraient faibles, le col se dilaterait lentement. Il est inutile d'insister sur la gravité des accidents puerpéraux au cours du diabète, mais il est intéressant de noter que la femme diabétique est le plus souvent une mauvaise nourrice, la sécrétion lactée est fréquemment insuffisante et souvent elle s'interrompt vers le cinquième mois. Souvent d'ailleurs, l'enfant des diabétiques n'est pas normal. Le fœtus est parfois mort et macéré. L'hydramnios a été observé et on a pu dans ces cas rencontrer du sucre dans le liquide amniotique. On a signalé l'hydrocéphalie, l'hydrocèle, l'ascite, l'obésité extrême chez le nouveau-né. Il est plus intéressant de noter que même s'il est normal en apparence, l'enfant de la diabétique survit en général peu de temps. La mortalité atteindrait 41 pour 100.

L'évolution du diabète lui-même est aggravée par la grossesse : on a rapporté de nombreux exemples où le diabète subit une aggravation dès les premiers mois de la grossesse. Dans un cas de Williams il n'existait avant la grossesse que des traces de sucre à peine appréciables; dès le cinquième mois on en trouve 35 grammes, la glycosurie atteint 64 grammes au huitième mois. Cependant on a vu la grossesse évoluer sans aggravation du diabète. Duneau, Williams, Fry ont cité quelques exemples d'amélioration. Après l'accouchement le diabète peut s'aggraver, le coma peut se montrer aussitôt après la délivrance, ou dans les jours suivants; son apparition précède parfois même le début du travail. Quelquefois, au contraire, le diabète paraît s'améliorer au moment de la délivrance. Mais cette atténuation peut n'être que passagère. Lecorché, dans une statistique qui porte sur quinze cas, signale quatre fois la mort de la malade vers le quatrième jour, et cinq fois dans les six mois qui suivirent l'accouchement. Enfin, chez deux autres malades l'évolution de la maladie sembla plus rapide que de coutume. La grossesse et l'accouchement activent donc en général l'évolution du diabète, l'allaitement agit d'une manière aussi active en affaiblissant rapidement l'organisme maternel et en le rendant incapable de résister aux infections secondaires. Aussi le mariage sera-t-il permis dans les formes légères du diabète, mais il faudra le défendre dans les formes graves. On se souviendra que la grossesse, même si elle évolue normalement, active le plus souvent la marche du diabète. On défendra sans hésitation l'allaitement, qui, pour bref qu'il soit, restera toujours une tentation inutile pour l'enfant et dangereuse pour la mère.

CHAPITRE II

Prophylaxie des complications du diabète et traitement hygiénique du diabète compliqué.

Réduit à ses propres éléments, le diabète est une maladie compatible avec une longuè existence, du moins s'il ne s'agit pas du diabète maigre. Dans la forme bénigne, dans le diabète gras, le malade, grâce à un régime spécial et à une hygiène rigoureuse, est dans bien des cas parvenu à un état d'équilibre; mais cet équilibre est essentiellement instable; des accidents minimes peuvent le compromettre, et trop souvent mettent en danger la vie du malade.

Le diabétique gras est un arthritique; il sera donc exposé aux manifestations multiples et protéiformes de cet état diathésique, à la goutte, à la gravelle, au rhumatisme chronique, à la lithiase biliaire, etc. En vertu de la parenté étroite de l'arthritisme et des névropathies, il sera sujet encore à la neurasthénie, à la migraine, aux névralgies, et même à des accidents cérébraux plus graves.

En tant qu'arthritique, il échappera difficilement à l'artério-sclérose et à l'athérome, conséquence des intoxications diverses qui se succèdent au cours de l'existence. Ces mêmes causes jointes à la prédisposition morbide produisent également des lésions rénales et le diabétique sera ou plutôt deviendra souvent aussi un albuminurique.

Frappé d'un vice de la nutrition générale, affaibli dans sa résistance organique, il offre un terrain tout préparé aux infections microbiennes. Non seulement ces infections se développent chez lui avec une remarquable fréquence, mais encore elles revêtent souvent une gravité très grande. Un autre eût résisté, le diabétique succombe.

Nous n'aurons pas à décrire ici des complications banales telles que la pneumonie, le phlegmon diffus, les vastes anthrax, les gangrènes, mais nous devrons nous occuper de la prophylaxie de la tuberculose, qui amène la mort de tant de diabétiques.

En vertu de la viciation de la nutrition générale, de la lésion des reins, et de l'artério-sclérose, les diabétiques sont exposés aux accidents de l'intoxication urémique; ils le sont aussi à une intoxication plus spéciale, désignée sous le nom synthétique d'acétonémie. L'urémie et l'acétonémie peuvent être prévenues, ou tout au moins retardées dans leur apparition et leur évolution, par l'hygiène et le régime alimentaire, il convient donc d'en parler ici.

En somme nous aurons à nous occuper successivement :

Des accidents de la série arthritique, de la neurasthénie,

De l'albuminurie et de l'urémie, du coma diabétique,

De la tuberculose pulmonaire.

Accidents de la série arthritique. — L'association de la goutte et du diabète n'est pas très rare. Tout goutteux, peut être considéré comme prédisposé au diabète sucré, surtout, s'il a en même temps une certaine tendance à l'obésité.

Au point de vue de la prophylaxie, le problème se rapproche de celui que nous avons eu à résoudre dans les chapitres précédents en traitant de la prophylaxie générale du diabète. Le jeune goutteux, que sa tendance à l'obésité désigne plus particulièrement comme un futur glycosurique, s'assujettira à des exercices physiques réguliers suffisants, mais non excessifs; il ne fera qu'un usage modéré des hydrates de carbone, surtout des substances sucrées. Il ne mangera pas avec excès. Après avoir atteint le poids correspondant à sa taille [1], il cherchera à s'y main-

1. Voir *Hygiène de l'obèse.*

tenir, en réglant parallèlement ses recettes par le régime alimentaire et ses dépenses par l'exercice physique.

Quand aux goutteux devenus diabétiques, ou aux diabétiques devenus goutteux, ils suivront le régime que nous avons indiqué dans les chapitres précédents, en lui faisant toutefois subir quelques modifications. Ils éviteront les légumes riches en acide oxalique, l'oseille, la rhubarbe, les épinards, les tomates. Ils n'useront que d'une façon modérée des asperges, des choux. Ils s'abstiendront des mets faisandés, de la charcuterie, des gibiers noirs, des fromages forts, des crustacés, des champignons, des truffes. Ils ne boiront ni liqueurs, ni vin pur; ils écarteront surtout le bourgogne, le vin de Champagne, la bière forte. Ils n'useront qu'avec modération du thé et du café.

Le régime sera plus ou moins accentué dans un sens ou dans l'autre suivant que la goutte ou le diabète auront tendance à occuper le premier plan.

L'usage des eaux alcalines fortes de Vals et de Vichy, ou des eaux alcalines faibles de Pougues, d'Alet, des eaux indifférentes d'Évian, de Contrexévile, de Vittel, etc., trouvera son indication dans bien des cas. Les eaux indifférentes conviendront surtout en cas de gravelle urique.

NEURASTHÉNIE. Des divers accidents névropathiques du diabète, nous ne retiendrons ici que la neurasthénie.

La neurasthénie chez le diabétique peut se présenter sous divers aspects. Elle peut parfois occuper le premier plan.

Il s'agit d'un homme entre trente et trente-cinq ans ; depuis quelques temps sa mémoire s'affaiblit, il a de l'inaptitude au travail ; autrefois vigoureux il peut à peine aujourd'hui supporter le moindre effort, il dort mal, il souffre d'une céphalée gênante par sa persistance. Il a de la frigidité génitale. En présence de ces symptômes chez un homme qui se plaint à peine d'une légère sensation de soif, qui urine plus souvent qu'autrefois, mais ne s'en inquiète guère, on aurait quelque tendance à méconnaître le diabète. Il ne faut donc pas négliger l'examen des urines dans ces conditions. Nous dirons même qu'elles doivent être systématiquement examinées chez tous les neurasthéniques.

Parfois, au contraire, chez un diabétique confirmé, on voit sous l'influence de chagrins et de préoccupations, les phénomènes de dépression nerveuse s'accentuer davantage ; ce malade est affaibli, sans force et sans courage, la rachialgie, la dyspepie apparaissent, le syndrome neurasthénique est venu compliquer le diabète.

Cette complication comporte un traitement un peu spécial ; l'hygiène du diabétique en peut être modifiée. Il faut rendre au malade sa tranquillité mentale, le rassurer sur les dangers qui le menacent, le soustraire aux fatigues cérébrales exagérées.

Les exercices physiques fournissent souvent alors une distraction en même temps qu'une ressource contre le diabète lui-même. Il faut déconseiller au malade le séjour dans les grandes villes, lui recommander le repos à la campagne. La cure de montagne trouvera dans ce cas une excellente indication. Les saisons à Néris, à Evian, à Royat seront également recommandées; à leur défaut, les pratiques hydrothérapiques bien conduites pourront donner d'excellents résultats.

Albuminurie et urémie. — La présence de l'albumine dans les urines du diabétique n'est pas rare; néanmoins la fréquence de cette complication a été diversement jugée. Tandis que Friedrichs estime que par 100 diabétiques on ne rencontre que 5 albuminuriques, Bouchard porte ce chiffre à 45 pour 100 et Schmitz à 69 pour 100. L'intensité de diabète ne serait pas sans importance dans l'étiologie de l'albuminurie. D'après Bouchard, cette complication se montrerait surtout dans les diabètes légers. Cette forme de la maladie lui a donné 60 albuminuriques sur 100 diabétiques, tandis que les diabètes graves n'en fournissaient que 25 pour 100.

En clinique, l'albuminurie peut se présenter sous des aspects très différents.

Il s'agit souvent d'un diabétique qui supporte bien sa maladie depuis de nombreuses années. Rien n'a attiré l'attention vers le rein; il n'y a ni hypertrophie apparente du cœur ni bruit de galop, il n'existe pas d'œdème, il n'y a pas de signe d'intoxication urémique. Le malade est souvent un obèse, la quantité des urines varie entre deux ou trois litres; on avait noté une glycosurie modérée, une azoturie peu marquée, lorsque l'examen des urines fait reconnaître un jour l'existence de l'albuminurie. Le plus souvent la quantité d'albumine est très modérée, rarement elle dépasse 50 centigrammes. Cette albumine serait peu rétractile, il existerait des cylindres hyalins; mais on ne rencontrerait jamais de cylindres granuleux ni épithéliaux. Il s'agit d'une albuminurie bénigne qui, si elle ne prend un accroissement plus considérable, ne saurait occasionner d'accidents graves. Parfois même cette albuminurie n'est pas continue, et on l'a vu alterner avec la glycosurie.

L'albuminurie peut au cours du diabète se montrer d'une façon toute différente. Il s'agit maintenant d'un diabète grave ou aggravé; la quantité du sucre est souvent depuis longtemps considérable lorsque l'albuminurie reçoit toute son intensité. Parfois il s'agit d'une albuminurie, qui, d'abord, s'était montrée sous l'aspect décrit plus haut; parfois rien n'avait annoncé l'apparition de cette complication, plus souvent la complication rénale se montre d'emblée sinon avec son tableau symptomatologique complet, du moins avec une série de signes suffisamment nets pour attirer rapidement l'attention. Il existe de l'œdème, l'auscultation du cœur dénote un bruit de galop, la céphalée est continue, les troubles oculaires sont fréquents, il y a des sifflements d'oreilles, de la dyspnée, un état nauséeux habituel.

Les urines contiennent en général de 2 à 3 grammes d'albumine; dans certains cas, cette quantité a pu atteindre 15 grammes. Cette fois l'albumine serait rétractile (Bouchard); l'examen microscopique décèlerait l'existence des cylindres granuleux et épithéliaux. Cette albuminurie est grave; non seulement elle facilite l'apparition du coma diabétique en vertu des auto-intoxications, dues à l'insuffisance rénale, non seulement elle aggrave le pronostic des diverses infections qui menacent le diabétique, mais encore elle constitue par elle-même un danger redoutable. L'urémie peut se produire chez le diabétique albuminurique aussi bien que chez tout autre brightique. La forme dyspnéique avec ou sans bronchite n'est pas rare, les vomissements et la diarrhée sont fréquents.

Ces accidents urémiques entraînent souvent la mort du malade. Entre les deux modes d'évolution de l'albuminurie que nous avons exquissés et mis en regard l'un de l'autre existent tous les degrés intermédiaires; on rencontre des albuminuries légères s'accompagnant de signes généraux graves, de même que des albuminuries intenses sans signes d'auto-intoxications bien nets.

Lorsque l'urine contient peu d'albumine, lorsque l'examen microscopique ne dénote pas l'existence de cylindres granulo-graisseux, on doit régler le régime sur la nature des phénomènes généraux. S'il n'y a aucune présomption d'intoxication urémique même légère, on pourra conserver le régime habituel, en remplaçant toutefois une partie du régime azoté par des graisses. Si au contraire on voit apparaître les signes évidents d'auto-intoxication, même si la quantité d'albumine est faible, il faut sans retard modifier le régime : on diminue ou on supprime les viandes, on ajoute à l'alimentation le lait, on y joint les jaunes d'œufs, les graisses, les légumes verts; enfin si on suppose que le malade est susceptible de les assimiler, on autorise l'usage d'une quantité modérée de féculents, sans en venir toutefois à un régime défavorable au diabète lui-même; si les signes de brightisme se dissipent, on revient progressivement au régime ordinaire du diabète. Dans cette forme, l'hygiène générale du diabétique ne doit pas être modifiée. Si on lui défend le surmenage physique, on lui permet les exercices qui sont une condition nécessaire au maintien de la santé.

« En ce qui concerne le traitement hydrologique, dit Dreyfus-Brisach, l'albuminurie légère ne doit guère modifier notre ligne de conduite et par exemple nous n'hésitons pas à recommander les eaux alcalines fortes, telles que Vichy et Carlsbad, celles-ci surtout, lorsqu'à tous les autres points de vue elles nous paraissent indiquées. Néanmoins, en cas de doute, il est prudent de s'adresser à des eaux plus faiblement minéralisées, comme Ems, Royat, Pougues et même Évian. Mais pour en finir avec cette question, quand l'albuminurie est plus accusée (1 à 2 grammes par jour) et surtout quand il existe des symptômes de nature à faire craindre un début de néphrite interstitielle, comme de la céphalée ou des œdèmes fugaces, les cures thermales énergiques ne sont guère à recommander. Enfin lorsqu'on est en présence d'un mal de Bright confirmé, quelque peu accentuées que soient ses manifestations, il faut renoncer à tout traitement hydrominéral. »

Lorsque le diabétique est atteint d'une néphrite manifeste, deux cas peuvent se présenter : dans l'un le diabète domine encore la scène, dans l'autre la néphrite appelle surtout l'attention. Si le diabétique présente une néphrite sans accidents urémiques, le rôle du médecin sera simple, le régime sera commandé par le diabète, mais comportera les modifications que nous avons dejà signalées : il faudra surveiller avec attention le malade et le soumettre au régime mixte, lait, œufs, légumes verts, graisses, dès que les signes de la petite urémie se montreront; le traitement médicamenteux des insuffisances urinaires sera en même temps employé. La durée des exercices physiques sera diminuée; dans certains cas, il faudra même les supprimer.

Si l'urémie apparaît, elle domine du premier coup le pronostic et le traitement du diabète. Il faut résolument mettre le malade au régime lacté intégral. On s'y résoudra d'autant plus facilement que la glycosurie diminue souvent à cette période, mais alors même que le sucre urinaire devrait augmenter sous l'influence du régime lacté absolu, on doit se souvenir qu'il faut à tout prix essayer de soustraire le malade aux intoxications alimentaires : le lait seul remplira cette indication d'une manière efficace.

Acétonémie et coma diabétique. — Un diabétique jeune atteint de diabète grave, un ancien diabétique amaigri sont pris d'accidents singuliers; sans cause apparente à la respiration normale succède une dyspnée intense, irrégulière, avec ou sans polypnée; la fatigue est extrême, il existe de la courbature, le malade éprouve des douleurs vives au niveau des masses musculaires; tantôt il est déprimé, indifférent à tout, tantôt sa gaieté est excessive, il est agité, son langage est incohérent. Depuis quelques jours, il a du dégoût pour les aliments, il a des nausées, des vomissements abondants; il peut être constipé mais plus souvent il a une diarrhée profuse. Le pouls est accéléré et un peu faible, le facies est pâle et décoloré, l'examen des organes ne dénote rien de spécial, mais l'haleine a une odeur toute particulière rappelant celle de la pomme de reinette ; quelquefois il en est de même des urines; rares, moins riches en sucre que celles des jours précédents, parfois albumineuses, ces urines prennent la coloration rouge bordeaux par l'addition de perchlorure de fer. Après une période plus ou moins longue, qui peut être d'une durée telle que la maladie semble prendre une allure chronique, le coma apparaît; c'est un coma absolu et complet avec hypothermie, avec dilatation des pupilles, qui réagissent cependant bien à la lumière. La durée du coma est de quinze à trente-six heures, rarement elle dépasse deux jours.

On a rangé à côté du coma diabétique un accident bien différent caractérisé par le collapsus cardiaque et l'hypothermie; cette terminaison du diabète se montrerait plus fréquemment chez les diabétiques gras, qui présentent le syndrome de la myocardite.

On a longuement discuté sur la pathogénie de ces divers accidents. De toutes les théories qui ont été émises une notion se dégage nettement :

les auto-intoxications jouent un rôle d'une extrême importance dans l'étiologie du coma diabétique; quelle qu'en soit l'origine, il semble dû à la présence dans le courant circulatoire de substances anormales formées dans l'organisme lui-même. Cette condition étiologique paraît encore résulter nettement des circonstances qui précèdent le coma diabétique : il s'agit d'une fatigue musculaire ou nerveuse, d'une diarrhée, d'une colique hépatique, d'une hernie étranglée, d'une bronchite, d'une pneumonie. Parfois l'enquête fait connaître que le malade a exagéré son régime carné, on apprend le plus souvent que depuis quelques jours le volume des urines a diminué.

Dans un cas de Legendre le coma apparut à la suite d'une otite suppurée que l'on tenta d'opérer. Dans un cas de Lancereaux une grippe accompagnée de métrorrhagie précéda l'accident; on a rapporté l'histoire de malades atteints de coma à la suite d'une légère intoxication alimentaire, à la suite d'un voyage prolongé.

Il est difficile de soustraire les diabétiques à certaines infections, telles que la grippe, la pneumonie, les anthrax, etc. En revanche, en leur déconseillant une alimentation trop exclusivement carnée et surtout l'usage de mets faisandés (gibier, charcuterie, etc.), en s'opposant à ce qu'ils entreprennent de longs voyages, on les protègera encore contre cette redoutable complication [1].

Difficilement curable dès qu'il s'est produit, le coma diabétique peut être dès son début entravé par les moyens hygiéniques. Sans se réjouir de la diminution du sucre dans les urines, on doit, dès que la quantité des urines diminue, dès que les signes prémonitoires de l'auto-intoxication se montrent, essayer, par l'abondance des boissons et par une thérapeutique active, d'augmenter la diurèse; on restreindra l'alimentation carnée, on fera de grands lavages du gros intestin, on modérera les exercices physiques.

Le régime lacté exclusif pourra, dans ces conditions, rendre de grands services : il est diurétique, il réduit au minimum les intoxications gastro-intestinales, et il apporte à l'alimentation, sous forme de lactose, une quantité relativement élevée d'hydrates de carbone.

Tuberculose pulmonaire. — La fréquence de la tuberculose au cours du diabète paraît considérable : la statistique de Griesinger donne 43 tuberculeux pour 100 diabétiques; mais on doit remarquer qu'il s'agit d'une statistique d'hôpital dont les renseignements sont certainement sujets à caution. Nous savons en effet que la tuberculose est particulièrement fréquente dans la classe pauvre; on n'ignore pas que la misère est une des

1. Sur 250 diabétiques observés par Frerichs, 153 succombèrent au coma.

causes qui favorisent le développement de la tuberculose, en mettant l'individu hors d'état de résister à l'envahissement bacillaire. Sur 100 autopsies de malades ayant succombé à une affection quelconque, on trouve dans plus de 50 cas des lésions indiquant l'existence d'une tuberculose pulmonaire latente ou guérie (Letulle); c'est cette notion dont il faudra se souvenir en lisant ces lignes écrites par Bouchardat : « Chez tous les diabétiques dont l'autopsie a pu être faite et qui n'ont pas succombé par suite d'un accident intercurrent, des tubercules ont été trouvés dans les poumons. »

La tuberculose peut se montrer aussi bien dans les formes bénignes que dans les formes graves du diabète. On reconnaît pourtant que la tuberculose est plus fréquente dans les formes graves, quelle que soit l'origine de cette gravité; c'est ainsi que, suivant Bouchard, la phtisie serait fréquente chez les diabétiques atteints d'albuminurie ou d'autophagie : on peut d'ailleurs admettre que, si l'autophagie favorise le développement de la tuberculose, celle-ci est bien souvent la cause de l'amaigrissement. La résistance du malade règle le moment d'apparition des lésions tuberculeuses; Lécorché admet que, chez le diabétique âgé de dix à vingt ans, la tuberculose se révèle cinq à six mois après l'apparition du sucre dans les urines; chez l'adulte vigoureux, la tuberculose apparaît bien plus tardivement; si le diabétique supporte bien sa maladie, le diabète peut ne jamais se compliquer de tuberculose.

On a assigné à la tuberculose une évolution toute spéciale chez les diabétiques.

On a considéré l'existence de l'hémoptysie comme très rare au cours du diabète; il faut reconnaître aujourd'hui que cette opinion est erronée. Cependant Lécorché admet encore que l'hémoptysie est moins fréquente que dans les tuberculoses banales. On dit également que l'expectoration est moins précoce et plus modérée que dans la tuberculose commune. Elle contiendrait une quantité notable de sucre.

La plupart des auteurs sont d'accord pour considérer les sueurs comme moins abondantes dans le diabète; elles manqueraient même souvent.

La tuberculose s'accompagne parfois chez le diabétique de températures basses; on a signalé une hypothermie véritable. Il semble en effet que les réactions thermiques des diabétiques soient peu marquées, mais on doit faire quelques réserves sur les tuberculoses s'accompagnant d'hypothermie; ces formes paraissent moins rares qu'on ne l'a supposé, et l'un d'entre nous a eu à l'hôpital Andral l'occasion de suivre pendant plusieurs mois quelques tuberculeux qui présentaient une hypothermie permanente.

La marche de la tuberculose au cours du diabète peut se faire de diverses manières. Son début passe assez souvent inaperçu; c'est à la suite d'un léger accident, d'un point de côté par exemple, qu'on ausculte le malade; on trouve parfois alors des lésions étendues, une infiltration considérable du parenchyme pulmonaire. Parfois, la maladie se présente sous l'aspect de la pneumonie caséeuse; celle-ci aura pu débuter d'une manière aiguë, et on aura cru à l'existence d'une pneumonie à pneumocoques à évolution bâtarde. Plus souvent, les signes du début ont été subaigus ou même ont passé tout à fait inaperçus, l'auscultation révèle l'existence d'une induration massive du sommet, à laquelle succède bientôt une excavation étendue, tandis que, à la périphérie de la caverne, on constate encore des signes d'infiltration tuberculeuse massive. La tuberculose n'évolue pas toujours avec cette rapidité extrême, il n'est pas très rare de rencontrer des cas où le malade plus vigoureux résiste mieux à la maladie, qui alors marche par poussées successives et affecte une évolution banale; chez les diabétiques âgés, la tuberculose peut même affecter une évolution aussi lente que chez les autres vieillards.

La fréquence de la tuberculose chez les diabétiques montre bien nettement combien il importe de prévoir et d'empêcher le développement de cette terrible complication. On devra, en tout cas, écarter le plus possible du malade les causes de contagion; on lui recommandera le séjour à la campagne, on lui défendra l'exercice des professions qui exigent un travail assidu dans une pièce étroite, mal aérée, infectée par des poussières trop souvent bacillifères. On insistera encore davantage sur ces prescriptions lorsque le diabétique sera jeune, lorsque sa maladie aura tendance à prendre une allure inquiétante, lorsque l'azoturie viendra compliquer le diabète; on surveillera toujours avec grand soin le poumon : la tuberculose menace le malade, il faut à tout prix essayer d'en entraver le développement.

Si le diabétique est vigoureux, s'il est en état de résister à l'infection bacillaire, il n'en faut pas moins à la première menace prescrire la vie au grand air et surveiller avec soin le régime alimentaire.

L'exercice musculaire ne sera permis que d'une façon très modérée. On sait que, s'il est excellent de faire vivre les tuberculeux au grand air, il y aurait un sérieux inconvénient à leur demander un travail musculaire capable d'augmenter encore leurs dépenses organiques et d'activer l'amaigrissement. Le danger serait naturellement plus grand encore chez les diabétiques. Par le séjour dans un air pur, peu chargé de poussières et de microbes, on évite les nouvelles inoculations bacillaires et les infections secondaires; on réveille l'appétit.

Il est encore plus indiqué de fournir une alimentation riche en graisses dans le diabète avec tuberculose que dans le diabète sans tuberculose ou dans la tuberculose sans diabète. L'huile de foie de morue pourra être conseillée; mais les résultats seront toujours médiocres dans le diabète maigre. Le traitement hygiénique sera d'une application difficile et d'un succès bien douteux dans la tuberculose à infiltration massive et à fonte caséeuse rapide. Il n'en sera pas constamment de même avec le diabète gras; chez les individus déjà âgés la tuberculose pourra prendre les allures torpides de la tuberculose fibreuse telle qu'on l'observe communément chez le vieillard. Son pronostic ne sera pas alors aussi sombre et le traitement pourra donner quelques résultats favorables.

APPENDICE

LES EAUX MINÉRALES DANS LE TRAITEMENT DU DIABÈTE

Nous ne traiterons pas ici à fond la question du traitement du diabète sucré par les eaux minérales, cette étude serait déplacée dans un travail exclusivement consacré à l'hygiène des diabétiques. Toutefois, l'emploi de certaines de ces eaux est devenu si habituel qu'il tend en quelque sorte à passer du domaine de la médication dans celui de l'hygiène thérapeutique.

Les malades ne connaissent pour ainsi dire que les indications positives du traitement hydrominéral; les contre-indications leur sont presque totalement inconnues. Et, il faut bien le dire, ils ne sont pas toujours conseillés par leurs médecins avec une suffisante réserve. Diabète sucré : eaux minérales, alcalines ou bicarbonatées sulfatées. Cette formule a une trop grande tendance à être considérée comme une équation s'appliquant sinon à l'universalité, au moins à la majorité des cas.

Si l'on a parfois quelque tendance à négliger les innombrables médicaments anti-diabétiques qui tour à tour ont été proposés puis abandonnés, on considère du moins que les alcalins ont ici une action thérapeutique incontestable. C'est un article de foi.

« Il est un ordre de traitement du diabète, dit Jaccoud, que je placerai avant les médicaments parce qu'il est plus puissant : ce sont les cures thermales. Lorsqu'on doit être fixé pour le régime, si vous faites intervenir une fois par an, et *a fortiori* deux fois, une cure thermale bien appropriée, *la guérison sera la règle.* »

On voit combien les maîtres de la médecine sont eux-mêmes persuadés de l'efficacité des eaux minérales dans la cure du diabète. En réalité, l'affirmation de Jaccoud que nous venons de citer est trop optimiste; et l'on peut dire, au contraire, que si les eaux minérales sont le plus souvent utiles dans le diabète gras, arthritique, elles n'en amènent qu'exceptionnellement la guérison définitive. Souvent leur usage produit une amélioration passagère, plus ou moins prolongée, mais la guérison vraie est beaucoup plus rare.

Nous exposerons plus loin, en nous basant sur l'autorité des médecins qui ont le mieux étudié cette question, ce que l'on doit croire actuellement en se tenant également à l'écart d'un optimisme et d'un pessimisme exagérés.

On peut diviser en deux groupes les eaux minérales dont on a proposé l'usage dans le traitement du diabète. Les unes sont des eaux bicarbonatées sodiques, les autres sont des eaux sulfatées sodiques alcalines. Vichy est le type des premières, Carlsbad est le type des secondes. Dans ces deux variétés d'eaux minérales, le bicarbonate de soude entre pour une proportion notable. Avant de rechercher l'effet des eaux bicarbonatées, il était donc naturel de rechercher quel est l'effet du bicarbonate de soude.

La plupart des auteurs admettent du reste en France

que, quels que soient les résultats des recherches expérimentales sur l'action des sels qui les caractérisent, les eaux minérales doivent être employées, parce que l'observation clinique a nettement démontré leur utilité. Le passage suivant, dû à la plume de Dreyfus-Brisach, est bien caractéristique à ce point de vue. « Quelque opinion qu'on se fasse sur le mode d'action des eaux alcalines, dit cet auteur, l'expérience de tous les jours démontre qu'elles exercent sur l'évolution du diabète arthritique une influence bienfaisante, bien supérieure à celle de tous les agents pharmaceutiques. Là est, on peut le dire sans exagération, le triomphe de la médication hydrominérale.

D'ailleurs, en raison de l'association de leurs principes fondamentaux en proportions variables avec d'autres substances minérales, les diverses eaux alcalines satisfont aux indications multiples qui résultent de l'observation clinique. Chaque diabétique a sa note personnelle, tenant à ce qu'au diabète s'associent souvent d'autres manifestations pathologiques qui même pouvaient dominer la scène : d'où des combinaisons à l'infini entre ces divers éléments morbides qui créent autant de médications auxquelles répondent telles eaux minérales, anti-arthritiques, mais toutes avec des spécialisations différentes. C'est affaire de tact pour le médecin de dégager dans cet ensemble clinique souvent complexe, le trait dominant pour faire un choix raisonné entre les stations qui se disputent les diabétiques de cet ordre. »

Eaux bicarbonatées sodiques. — Parmi ces eaux on cite surtout Vichy, Vals, Le Boulou en France; Neuenahr dans la Prusse rhénane; cette dernière source renferme une petite quantité de fer et une forte proportion d'acide carbonique; on lui a attribué les qualités toniques et digestives qui l'ont rendue très populaire en Allemagne. En France, au contraire, Vichy est la station où l'on envoie le plus volontiers les diabétiques. Les diverses sources, Grande-Grille, Hôpital, des Célestins sont recommandées suivant l'état du malade.

Bouchardat a le premier insisté longuement sur l'action des eaux de Vichy; il s'appuyait à la fois sur son expérience personnelle et sur les recherches de Durand-Fardel; Jaccoud, Peter, Brouardel, Lecorché, Dreyfus-Brisach et d'autres encore, ont depuis lors représenté Vichy comme la station thermale qui convient le mieux aux diabétiques.

Bouchardat s'est efforcé d'en préciser soigneusement les indications. Il envoie à Vichy les diabétiques bien portants, obèses, qui prennent des repas trop copieux, suivent mal leur régime, se livrent à des travaux intellectuels trop prolongés, sans consentir à un exercice musculaire suffisant. Il recommande également les eaux de Vichy aux diabétiques dont les urines contiennent un excès d'acide urique. En général les malades qu'il y envoyait « appartenaient, dit-il, à la catégorie des glycosuriques gras, gourmands et paresseux ».

Durand-Fardel donne une telle importance à la cure de Vichy qu'il ne s'occupe point suffisamment d'en préciser et d'en restreindre les indications; les cas où le traitement reste sans effet sont peu nombreux, ils sont même exceptionnels.

La cachexie diabétique, suivant Durand-Fardel, doit éloigner le malade de Vichy; mais il faut se garder de confondre cette cachexie qui annonce la déchéance définitive de l'organisme, avec l'affaiblissement nerveux passager qui résulte parfois d'une glycosurie intense. Si, pourtant, cet épuisement devenant extrême, le malade sans énergie morale, sans force physique est profondément débilité quoique sa santé ne soit pas irrémédiablement atteinte, il faut lui interdire encore le traitement à Vichy. Lorsque les phénomènes nerveux prédominent, on ne doit pas défendre la cure thermale, mais il faut savoir qu'elle est bien moins efficace. « Les malades supportent alors assez difficilement les eaux, dit Durand-Fardel, le retour graduel et continu que l'on observe dans la plupart des cas n'a lieu chez eux qu'incomplètement et par secousses; et j'ai vu, circonstance assez remarquable, l'urine subir les changements les plus favorables au point de vue de la diminution du sucre, sans que les autres symptômes en parussent le moins du monde influencés. » La tuberculose pulmonaire est aussi pour le même auteur une contre-indication formelle à l'usage systématique des eaux alcalines. Dès que des signes certains en révèlent l'existence, dès que le malade commence à maigrir, il faut, déclare également Bouchardat, lui interdire les eaux de Vichy.

Si l'on n'admet guère aujourd'hui avec Durand-Fardel que les eaux alcalines constituent un remède d'une efficacité certaine dans presque tous les cas de diabète, on insiste encore sur les contre-indications que posait si nettement cet auteur. Lécorché a cependant restreint encore ces contre-indications. Il n'admet pas avec Bouchardat que les eaux alcalines conviennent presque exclusivement aux cas de glycosurie modérée; il prétend qu'elles peuvent rendre des services chez les diabétiques maigres, alors même que les phénomènes de dénutrition se sont montrés. Seegen va plus loin encore lorsqu'il déclare que les eaux alcalines peuvent améliorer même des diabétiques atteints de tuberculose pulmonaire avancée.

Il semble tout d'abord difficile de savoir quel crédit il convient d'accorder à de telles opinions. Quelle que soit l'incontestable valeur des auteurs qui les ont énoncées, il faut passer en revue et apprécier les données sur lesquelles ils ont basé leur opinion. Quelles modifications ont-ils relevées dans la marche de la maladie chez les diabétiques soumis à la cure par les eaux alcalines?

D'après Durand-Fardel, l'action du traitement de Vichy sur la glycosurie n'est pas douteuse. La diminution de la proportion du sucre dans l'urine est le premier effet des eaux alcalines; elle se montre dès la première semaine, parfois dès le deuxième jour. Cette action s'accuse progressivement pendant toute la durée du traitement, mais elle est passagère; quelques mois après la cure thermale, le sucre se montre de nouveau dans les urines, en quantité moindre, mais au bout d'un an, la glycosurie a repris son taux primitif. Bouchardat n'a pas constaté d'aussi bons résultats; peu de temps après le retour de ses malades, il a souvent retrouvé dans leur urine la même quantité de sucre qu'avant le départ. Frémont, dans un travail récent, a rapporté les résultats d'une très longue série d'analyses : 130 malades rendaient une moyenne de 60 grammes de sucre par jour; après le traitement le sucre tombe à zéro chez 57 d'entre eux, la glycosurie se maintient à 20 grammes environ chez 68 diabétiques. Chez 4 malades, après quelques écarts alimentaires, la glycosurie reprend toute son intensité; enfin un malade atteint d'une forme aiguë voit son diabète progresser malgré l'usage des eaux minérales. Ainsi la glycosurie aurait diminué dans presque tous les cas.

Il ne faut pas oublier que ces bons résultats n'ont pas été obtenus sur des malades quelconques, mais sur des diabétiques qui avaient subi déjà une première sélection. On avait éliminé de la cure ceux chez lesquels elle pouvait avoir une influence fâcheuse.

Les constatations de Durand-Fardel et de Frémont, qui tous les deux ont observé à Vichy même, sont donc plus favorables que celles de Bouchardat, qui avait examiné les malades avant leur départ et après leur retour.

Durand-Fardel admet que bien souvent la glycosurie remonte au taux initial quelques mois après la fin de la cure. Il semble du reste qu'il ait jugé de l'effet de l'eau de Vichy moins d'après la quantité totale de sucre rendu en vingt-quatre heures que d'après la proportion par litre d'urine. C'est une façon défectueuse d'observer, car ce qui compte seulement, c'est la quantité totale de sucre éliminé en un jour.

Nous regrettons de ne pas savoir ce que sont devenus ultérieurement les malades de Frémont; on a vu que, chez quelques-uns d'entre eux, l'amélioration obtenue n'avait pas résisté à un simple écart de régime.

Dans ce qui précède, l'amélioration a été jugée d'après le taux de la glycosurie. Sa diminution est attribuée exclusivement à l'influence de l'eau alcaline, sans tenir compte des autres facteurs de la cure. Le malade a changé de milieu, souvent il a quitté la ville pour venir habiter la campagne, il a momentanément laissé de côté ses occupatious et ses soucis, il suit mieux son régime alimentaire, il prend de l'exercice : n'est-ce pas tout cela qui a amené l'amélioration relevée tout autant que l'eau minérale?

Une modification de l'azote urinaire semblerait présenter plus de valeur puisqu'elle ne traduirait pas seulement les modification de l'alimentation, mais l'état réel des échanges organiques du malade. Bouchardat admet que, sous l'influence des eaux de Vichy, les urines riches en acide urique reprennent une composition plus normale. Dans ces dernières années Frémont a étudié avec un soin particulier l'urée chez les diabétiques soumis à la cure par l'eau de Vichy. Suivant cet auteur, l'urée présente une augmentation de 4 grammes en moyenne par jour. Il ne s'en est pas tenu là et il a voulu établir quel était le coefficient d'utilisation de l'azote chez les malades qu'il a eu à traiter. Si l'on se rappelle qu'un aliment renfermant 1000 grammes d'azote, fournit 800 à 870 grammes d'urée et 180 grammes environ d'acides urique, hippurique, etc., on peut, par rapport à l'utilisation de l'urée, répartir les diabétiques en deux groupes : les uns ont une élimination d'urée supérieure à 80 pour 100 de l'azote alimentaire, les autres présentent au contraire un chiffre inférieur à la normale. Or les malades du premier groupe verraient après la cure leur moyenne diminuer de 5 pour 100 environ, tandis que l'oxydation azotée remonterait à la normale chez les malades qui présentaient un coefficient inférieur. La cure de Vichy exercerait donc une action régulatrice et favorable dans tous les cas de diabète, en ramenant à la normale l'activité des combustions organiques.

Toutefois il peut rester un doute encore, parce que l'eau n'est pas le seul agent de la cure, et parce que les recherches expérimentales faites sur le bicarbonate de soude sont loin, comme nous le verrons plus loin, d'avoir mis nettement en relief d'une façon constante et univoque son action sur la nutrition.

L'influence de la cure minérale prise dans son ensemble sur l'état général n'est point contestable, et l'observation clinique suffit à la reconnaître en dehors de toute conception théorique.

Durand-Fardel a eu soin de noter cette amélioration de l'état général. — La soif et la sécheresse de la bouche sont les signes fonctionnels qui s'améliorent tout d'abord, le sommeil devient plus calme ; la polyphagie ne disparaît pas, mais les digestions se régularisent, et lorsque le malade, déprimé, las de son régime, refusait de prendre une quantité d'aliment suffisante, il voit enfin son appétit renaître. « Quant à l'état général, au rétablissement des forces musculaires, du moral, du sommeil, il suit de très près les changements subis par l'urine et par les symptômes essentiels de la maladie. C'est ce retour considérable et rapide qui caractérise surtout le traitement thermal, et c'est principalement sous ce rapport que celui-ci est si souvent nécessaire pour compléter l'action insuffisante du traitement diététique et médicamenteux. »

Cette amélioration de l'état général est, en vérité, le plus puissant argument en faveur de la cure du diabète par les eaux minérales bicarbonatées sodiques.

Carlsbad. — Eaux sulfocarbonatées. — Les eaux de Carlsbad possèdent une minéralisation très riche. On trouve en effet dans l'eau du Sprudel, qui est la source la plus connue :

Sulfate de soude	2gr,40
Bicarbonate de soude	1 ,30
— de chaux	0 ,30
— de magnésie	0 ,16
Chlorure de sodium	1 ,40

A côté de Carlsbad viennent prendre place Marienbad et Tarasp-Schuls (Engadine) ; l'action de ces trois sources est à peu près semblable : aussi nous contenterons-nous d'étudier l'action des eaux de Carlsbad, qui jouissent d'une considérable réputation en Allemagne. Seegen a résumé en quelques pages l'opinion classique allemande. L'eau de Carlsbad abaisse la glycosurie. Sur 100 cas, Seegen constata 50 fois la disparition totale du sucre, 40 fois il y eut diminution notable, 10 fois seulement il ne se produisit aucune modification. En même temps les signes fonctionnels s'atténuent et l'état général s'améliore. Ces résultats se produiraient constamment quelle que soit l'intensité des symptômes, quelle que soit la gravité du diabète. Une cachexie avancée empêche seule les heureux effets de l'eau minérale ; la tuberculose, les néphrites entravent de même la cure thermale. Si l'état du malade est au contraire favorable, l'action des eaux se prolonge bien après la saison, et on peut par l'usage annuel et répété des eaux de Carlsbad modifier heureusement l'évolution de la maladie.

Les auteurs français n'ont pas admis ces conclusions; ils ont insisté sur les dangers que pouvait présenter la cure de Carlsbad. Ils ont remarqué que, si on obtenait l'amélioration de la glycosurie, on voyait souvent apparaître des troubles généraux graves. Aussi l'opinion française continue-t-elle à préférer Vichy à Carlsbad, tout en reconnaissant que cette dernière station convient bien « aux diabétiques obèses, à gros ventres, hémorroïdaires, atteints de dyspepsie intestinale avec constipation rebelle ou diarrhée tenace ou chez qui le foie, la rate, les reins sont congestionnés et même en voie de dégénérescence, en un mot à ceux qui présentent cet état morbide qu'on a désigné sous le nom de pléthore abdominale ». Dreyfus-Brisach, auquel nous empruntons cette citation, a résumé son opinion d'une manière saisissante : « Nous serions peut-être, dit-il, moins réservé — nous n'hésitons pas à le reconnaître — au sujet des indications de Carlsbad, si nous n'avions surtout en vue la clientèle française, à tempérament beaucoup plus nerveux, à tendance infiniment moins congestive que la clientèle germanique en général. La constitution, le genre de vie et d'alimentation de la race anglo-saxonne la rendent, plutôt que la race latine, tributaire des eaux de Carlsbad. »

Les eaux alcalines d'après les récentes publications allemandes. — Bouchardat, déjà, quoiqu'il ait longuement insisté sur les avantages des eaux minérales, avait constaté que les échecs étaient nombreux. Peu à peu il en était venu à déclarer qu'il ne fallait pas envoyer aveuglément tous les diabétiques à Vichy. Les cures thermales lui paraissaient souvent inutiles. « Les insuccès qui se sont multipliés, disait-il, commencent à imposer plus de réserve dans l'emploi de ce puissant et utile modificateur. »

Pourtant les auteurs classiques français restaient fidèles à l'usage des eaux minérales. Mais en Allemagne l'opinion évoluait en un sens tout différent. Aux convictions si nettes de Seegen, s'opposent le scepticisme de Naunyn, von Mering et von Noorden, etc. Dans des études récentes, ces auteurs mettent en doute l'action médicatrice des eaux alcalines. Pour eux, les cures thermales exercent une action complexe sur l'état des diabétiques; mais l'action curatrice, si elle existe, relève plutôt de l'influence de la cure climatérique et du régime que des eaux minérales elles-mêmes. Le diabétique, qui suit une cure thermale, se dérobe en effet à l'influence pernicieuse du milieu où il a coutume de vivre, il abandonne souvent la vie de cabinet pour mener une existence plus salutaire, il fait de l'exercice en plein air; il se plie d'autant mieux aux prescriptions du régime alimentaire que rien ne vient l'en distraire. Si les eaux minérales agissent d'une manière favorable sur l'état du diabétique, c'est surtout parce qu'elles le contraignent à user d'une meilleure hygiène. Entre cette théorie et la conception, en quelque sorte classique en France, quelle solution faut-il admettre?

Voyons d'abord quels sont les faits qui ont servi à étayer la doctrine de l'action spécifique des eaux minérales alcalines dans le traitement du diabète sucré.

Le bicarbonate de soude étant la substance caractéristique des eaux minérales alcalines, il convient tout d'abord d'exposer le résultat des recherches entreprises pour déterminer l'action de ce sel sur la nutrition générale. Lorsqu'il s'agit de maladies qu'on a qualifiées de maladies par ralentissement de la nutrition, lorsqu'il s'agit surtout du diabète sucré dans lequel il y a diminution de l'utilisation du glucose, on comprend combien il est intéressant de savoir si ce sel active ou au contraire ralentit le mouvement d'assimilation et de désassimilation organique.

Ce problème s'était déjà présenté à nous à propos de l'*hygiène du goutteux*.

« Muench, Kratschmer, Ott, Benecke, n'ont pas constaté de modifications de la quantité d'urée éliminée; Seegen, Severin, Martin-Damourette et Hyades, Meyer, ont relevé au contraire une augmentation.

« Relativement à l'acide urique, W. Moss, Muench, Martin-Damourette et Hyades ont trouvé une diminution.

« Selon Lécorché, il y aurait augmentation de l'acide urique sous l'influence du bicarbonate de soude, mais il y aurait diminution de l'urée. Si cependant on parcourt les quatre tableaux qui résument ses expériences personnelles sur ce sujet, on voit que, dans le premier cas, il y a eu augmentation de l'urée; dans le second, état stationnaire; dans le troisième, il n'est pas dit combien il y avait d'urée éliminée avant la prise du bicarbonate; dans le quatrième, il y a un abaissement de 27 à 16 grammes au bout de trois jours; mais l'expérience n'a duré que cinq jours.

« Hayem admet une diminution habituelle de l'urée sous l'influence du bicarbonate de soude et des eaux alcalines. Il se peut cependant que chez les dyspeptiques le bicarbonate de soude puisse, en améliorant la digestion, amener une augmentation de la quantité d'urée éliminée.

« E. Stadelmann, dans un travail auquel nous avons emprunté quelques-unes des données précédentes, a publié les résultats des recherches faites par plusieurs de ses élèves relativement à l'influence qu'exercent les alcalins sur les échanges nutritifs. Le citrate et le bicarbonate de soude, dont l'action parait tout à fait équivalente, ont été employés à haute dose et d'une façon prolongée (15 à 20 gr.). Sous leur influence, on a observé des oscillations quotidiennes très étendues de l'urée contenue dans les urines. Il y avait des variations de 8 à 10 grammes d'un jour à l'autre ; toutefois, la moyenne de l'urée, après l'usage des sels alcalins, a été trouvée sensiblement égale à la moyenne observée avant ou pendant leur emploi.

« E. Pfeiffer a relaté ces résultats qu'il a obtenus avec l'eau alcaline de Fachingen, renfermant environ 3 gr. 50 de bicarbonate de soude par litre. Elle était donnée à la dose d'un litre par jour. Quatre fois sur sept il y a eu augmentation notable de l'urée. Dans les trois autres observations la diminution a été insignifiante, ou bien le chiffre de l'urée est resté sensiblement stationnaire. L'acide urique a été augmenté trois fois sur sept. Dans deux cas, il y a eu augmentation sensible à la fois de l'acide urique et de l'urée.

« Ces faits ne sont certainement pas comparables entre eux. Les uns ont été recueillis sur l'homme, les autres sur les animaux. Dans certains cas, les individus en expériences avaient été préalablement mis en état d'équilibre nutritif; dans d'autres on n'avait pas pris cette précaution. Tantôt on a donné de petites doses de sels alcalins et tantôt des doses élevées.

« Il est à remarquer toutefois que dans les expériences faites par les élèves de Stadelmann, expériences convenablement instituées et méthodiquement conduites, si des doses considérables de sels alcalins, citrate ou bicarbonate de soude ont provoqué des oscillations quotidiennes considérables de l'urée éliminée, elles ont cependant laissé la moyenne de chaque jour à peu près sensiblement égale à ce qu'elle était auparavant.

« Il faut tenir compte également des prédispositions

individuelles; c'est ainsi que l'un des élèves de Stadelmann a assimilé plus d'azote et augmenté de poids sous l'influence des alcalins à haute dose, tandis que le même résultat n'a point été observé chez les autres. »

On voit par ce qui précède, combien cette importante question de l'action des alcalins est encore mal connue et combien il importerait de l'étudier avec tout le soin qu'elle comporte.

Ainsi l'étude de l'action des alcalins sur la nutrition générale ne peut nous amener à comprendre d'une façon plus complète le rôle des eaux minérales dans la cure du diabète. Doit-on donc dire que le bicarbonate de soude peut directement agir sur la glycosurie elle-même? Sur ce point encore l'école allemande a entrepris des études approfondies. Mais les recherches de Kulz, Riess, Senator, von Mering conduisent à des conclusions négatives.

Il restait donc à se demander si le bicarbonate de soude était la substance active des eaux minérales; si celles-ci n'étaient pas à la source même douées de propriétés que l'expérimentateur ne pouvait artificiellement reproduire. C'est en partant de cette idée que Naunyn a pu supposer que l'acide carbonique contenu en dissolution dans l'eau pourrait agir sur la glycosurie. Bouchard, Joffroy, Jaccoud, s'appuient sur les recherches de Glax pour admettre que la température élevée de l'eau peut jouer un rôle dans l'effet curatif du traitement hydrominéral.

Il résulterait donc de ces considérations que l'action des eaux minérales ne doit pas être étudiée à distance, et qu'elle ne doit pas être complètement assimilée à celle du bicarbonate de soude.

Dans ces derniers temps, von Noorden a cherché à établir non pas quelle quantité de glucose éliminaient les diabétiques avant et après une cure aux eaux minérales, mais il a essayé de déterminer le coefficient d'utilisation du sucre avant le départ pour la station minérale et après le retour. C'est là une façon nouvelle et fort intéressante de poser la question et de chercher à la résoudre.

Von Noorden ayant mis les malades en équilibre glycosurique par une diète sévère, leur donnait au jour d'épreuve 100 grammes de pain. Il a résumé le résultat de ses recherches dans le tableau suivant :

	Avant la cure.	Après la cure.	Stations.
	—	—	—
1 Cas grave.............	81gr	93gr	Carlsbad.
2 —	46	45	—
3 —	102	124	Neuenahr.
4 —	72	61	—
5 —	85	51	—
6 —	67	43	Hombourg.
7 — enfant.......	47	67	Carlsbad.
8 Cas léger............	25	8	—
9 —	11	2	—
10 —	18	20	—
11 —	24	0	—
12 —	10	0	Neuenahr.
13 —	13	0	Hombourg.
14 —	4	11	Carlsbad.
15 —	14	19	Neuenahr.
16 —	0	traces.	Carlsbad.
17 —	17	16	Tarasp.
18 —	18	1	Marienbad.

On voit donc que l'amélioration a été plus fréquente dans les cas légers que dans les cas graves, mais elle n'a pas été constante. Il y a même eu diminution du coefficient d'utilisation du sucre dans trois cas légers, deux fois à Carlsbad, une fois à Neuenahr.

Mais une statistique de ce genre pour avoir une valeur réelle devrait porter sur un grand nombre de cas.

D'autre part il conviendrait de dire quelle a été l'hygiène générale suivie par les malades. Quoi qu'il en soit, les résultats exposés dans le tableau précédent, confirment plutôt qu'ils ne l'infirment la conception des cliniciens français qui pensent que les eaux minérales alcalines sont indiquées beaucoup plutôt dans les formes légères que dans les formes graves du diabète.

Von Noorden, dans les réflexions qui accompagnent ces chiffres, se montre assez réservé et plutôt sceptique. Il tend à attribuer une importance très grande aux diverses influences hygiéniques de la cure indépendante de l'eau minérale : la vie au grand air, l'exercice, le régime, l'absence des préoccupations habituelles, etc. Il semble même attacher plus d'importance à ces divers facteurs qu'à la minéralisation de l'eau. Il y a intérêt à envoyer les diabétiques dans les stations qu'ils fréquentent ordinairement, parce qu'ils y trouvent une organisation spéciale à leur usage, des tables de régime, etc.

Conclusions. — Que conclure en somme de l'exposé précédent? Il nous semble qu'on peut résumer de la façon suivante les données relatives au traitement du diabète sucré aux eaux minérales du type de Vichy et du type de Carlsbad.

I. Les cures thermales alcalines sont susceptibles d'être utiles beaucoup plus dans les formes légères que dans les formes graves du diabète, dans le diabète gras que dans le diabète maigre.

II. Vichy et les stations de minéralisation analogue peuvent être recommandés aux diabétiques gras chez lesquels les phénomènes arthritiques l'emportent sur les phénomènes diabétiques.

III. Les facteurs purement hygiéniques, la vie au grand air, l'exercice, l'absence de préoccupations, le repos intellectuel, le régime, ont une importance aussi grande que les agents purement minéraux, bicarbonate de soude, sulfate de soude, etc. Il y a donc lieu, dans les stations, d'accorder une importance plus grande qu'on ne le faisait autrefois à l'organisation des moyens hygiéniques considérés trop souvent encore comme un élément tout à fait secondaire de la cure.

IV. Il est évidemment précieux que la glycosurie soit abaissée ; mais les bénéfices du traitement hydrominéral doivent être surtout cherchés dans l'amélioration de l'état général.

V. Les contre-indications de la cure par les alcalins seront également tirées de l'état général du malade : l'amaigrissement, la dépression des forces, les signes d'auto-intoxication. Une albuminurie accentuée, une tuberculose manifeste devront faire déconseiller la cure thermale.

VI. Dans la forme commune du diabète arthritique, gras, on préférera l'usage des eaux bicarbonatées sodiques. Les eaux du type de Carlsbad seront indiquées chez les diabétiques constipés, hémorroïdaires, à gros foie, présentant les attributs de la pléthore abdominale.

Les contre-indications sont les mêmes pour les eaux sulfo-carbonatées chlorurées sodiques ; elles seront plus sévèrement respectées encore que pour les bicarbonatées sodiques simples.

Eaux minérales diverses. — Dans les paragraphes précédents, il n'a été question que des eaux dont l'action contre le diabète a pu être considérée comme véritablement spécifique ; mais à côté du traitement *du diabète* peuvent prendre place des indications relatives *au diabétique.*

Tout d'abord lorsque les eaux alcalines sont contre-indiquées, ne peut-il pas y avoir des eaux utiles au malade ?

On peut répondre par l'affirmative. Ainsi, lorsque la tuberculose complique le diabète et que sa marche est lente, torpide, comme il arrive quelquefois, une cure à la Bourboule ou au Mont-Dore pourra avoir une heureuse influence. Si la glycosurie tend à faire place à l'albuminurie, sans que la cachexie ou l'urémie s'établissent, on pourra conseiller une saison à Saint-Nectaire.

Les diabétiques gras neurasthéniques pourront avec avantage aller à Royat.

Ces exemples suffiront à montrer clairement ce que nous comprenons par ces cures secondaires. Les questions sont si nombreuses qu'il serait difficile, et déplacé, de les prévoir toutes ici. C'est au médecin habituel du malade et aux médecins des stations, plus accoutumés à savoir ce qu'ils peuvent attendre de leurs eaux, qu'il conviendra de décider par une entente commune de l'opportunité et de la modalité de chacune de ces cures secondaires dirigées non contre le diabète lui-même, mais contre quelque complication ou quelque maladie concomitante.

TABLE DES MATIÈRES

DEUXIÈME PARTIE

TROISIÈME PARTIE

Coulommiers. — Imp. PAUL BRODARD. — 1046-98.

Traité de Chirurgie

PUBLIÉ SOUS LA DIRECTION DE MM.

Simon DUPLAY
Professeur à la Faculté de médecine
Chirurgien de l'Hôtel-Dieu
Membre de l'Académie de médecine

Paul RECLUS
Professeur agrégé à la Faculté de médecin
Chirurgien des hôpitaux
Membre de l'Académie de médecine

PAR MM.

BERGER, BROCA, DELBET, DELENS, DEMOULIN, J.-L. FAURE, FORGUE
GÉRARD MARCHANT, HARTMANN, HEYDENREICH, JALAGUIER, KIRMISSON
LAGRANGE, LEJARS, MICHAUX, NÉLATON, PEYROT
PONCET, QUÉNU, RICARD, RIEFFEL, SEGOND, TUFFIER, WALTHER

DEUXIÈME ÉDITION ENTIÈREMENT REFONDUE

8 vol. gr. in-8 avec nombreuses figures dans le texte. En souscription. . . **150 fr**

TOME I. — *1 vol. grand in-8° avec 218 figures* . . . . . . **18 fr.**

RECLUS. — Inflammations, traumatismes, maladies virulentes.
BROCA. — Peau et tissu cellulaire sous-cutané.
QUENU. — Des tumeurs.
LEJARS. — Lymphatiques, muscles synoviales tendineuses et bourse séreuses.

TOME II. — *1 vol. grand in-8° avec 361 figures* . . . . . **18 fr.**

LEJARS. — Nerfs.
MICHAUX. — Artères.
QUÉNU. — Maladies des veines.
RICARD et DEMOULIN. — Lésions traumatiques des os.
PONCET. — Affections non traumatiques des os.

TOME III. — *1 vol. grand in-8° avec 285 figures* . . . . . . **18 fr.**

NÉLATON. — Traumatismes, entorses, luxations, plaies articulaires.
QUÉNU. — Arthropathies, arthrites sèches, corps étrangers articulaires.
LAGRANGE. — Arthrites infectieuses et inflammatoires.
GERARD MARCHANT. — Crâne.
KIRMISSON. — Rachis.
S. DUPLAY. — Oreilles et annexes

TOME IV. — *1 vol. grand in-8° avec 354 figures* . . . . . **18 fr.**

DELENS. — L'œil et ses annexes.
GERARD MARCHANT. — Nez, fosses nasales, pharynx nasal et sinus.
HEYDENREICH. — Mâchoires.

TOME V. — *1 vol. grand in-8° avec 187 figures* . . . . . . **20 fr.**

BROCA. — Face et cou. Lèvres, cavité buccale, gencives, palais, langue, larynx, corps thyroïde.
HARTMANN. — Plancher buccal, glandes salivaires, œsophage et pharynx.
WALTHER. — Maladies du cou.
PEYROT. — Poitrine.
PIERRE DELBET. — Mamelle.

TOME VI. — *1 vol. grand in-8° avec 218 figures* . . . . . **20 fr.**

MICHAUX. — Parois de l'abdomen.
BERGER. — Hernies.
JALAGUIER. — Contusions et plaies de l'abdomen, lésions traumatiques et corps étrangers de l'estomac et de l'intestin. Occlusion intestinale, péritonites, appendicite.
HARTMANN. — Estomac.
FAURE et RIEFFEL. — Rectum et anus.
HARTMANN et GOSSET. — Anus contre nature. Fistules stercorales.
QUENU. — Mésentère. Rate. Pancréas.
SEGOND. — Foie.

TOME VII. — *1 fort vol. avec figures dans le texte* (Sous presse).

WALTHER. — Bassin.
TUFFIER. — Rein. Vessie. Uretères. Capsules surrénales.
FORGUE. — Urètre et prostate.
RECLUS. — Organes génitaux de l'homme.

TOME VIII. — *1 fort vol. avec figures dans le texte* (Sous presse).

MICHAUX. — Vulve et vagin.
P. DELBET. — Maladies de l'utérus.
SEGOND. — Annexes de l'utérus, ovaires, trompes, ligaments larges péritoine pelvien.
KIRMISSON. — Maladies des membres

La Photographie Française

REVUE MENSUELLE ILLUSTRÉE

des Applications de la Photographie à la Science, à l'Art et à l'Industrie.

Louis GASTINE, Directeur.

Tirée *sur beau papier de luxe, abondamment illustrée de magnifiques phototypies* et de *simili-gravures hors texte*, ainsi que d'une foule de reproductions de tous genres intercalées dans le texte, **La PHOTOGRAPHIE FRANÇAISE** est le journal **le plus lu** et **le moins cher** de tous les véritables journaux de photographie.

C'est un organe *absolument indépendant, ouvert à toutes les communications intéressantes* et fait dans un esprit absolument libéral pour contribuer au progrès de la photographie de la façon la plus élevée.

La PHOTOGRAPHIE FRANÇAISE *peut être mise dans toutes les mains*. En dehors de ses *chroniques d'actualité illustrées*, **La PHOTOGRAPHIE FRANÇAISE** publie des articles de fond sur toutes les plus récentes applications de la photographie à la science, à l'art et à l'industrie ; des **relations de voyage**, des **nouvelles** et des **romans** illustrés par la photographie. — Elle rend compte de toutes les *nouvelles créations d'appareils et de produits photographiques*. — Elle signale tous les *procédés*, les nouvelles *recettes*, les nouvelles *formules*, les nouveaux *brevets* photographiques et publie dans ses *Échos* toutes les *informations* capables, à un titre quelconque, d'intéresser ceux qui s'occupent de photographie. Chaque numéro contient une **Revue** de tous les journaux de photographies. — Enfin, elle mentionne tous les *Concours*, les *Expositions*, les excursions, *Congrès* et *Conférences* photographiques ainsi que les travaux des Sociétés françaises et étrangères, sans préjudice des articles qu'elle consacre à la vulgarisation des innombrables applications de la photographie par de véritables traités pratiques sur tous les travaux spéciaux de cet art.

C'est un journal technique, mais rédigé de façon à être compris par les lecteurs les plus étrangers aux choses photographiques et dont la lecture est **très attrayante** parce que chaque numéro contient une part considérable de *Variétés littéraires, artistiques, industrielles et scientifiques* que tout le monde peut apprécier.

ABONNEMENTS :

UN AN. — Paris, 6 fr. 50. — Province, 7 fr. — Étranger, 8 fr.

Prix spéciaux pour les abonnés de LA NATURE :

Paris : 5 fr. — Départ. : 5 fr. 50. — Étranger : 7 fr.

Envoi de numéros spécimens à toute personne qui en fait la demande.

Paris. — L. Maretheux, imprimeur, 1, rue Cassette. — 15202.

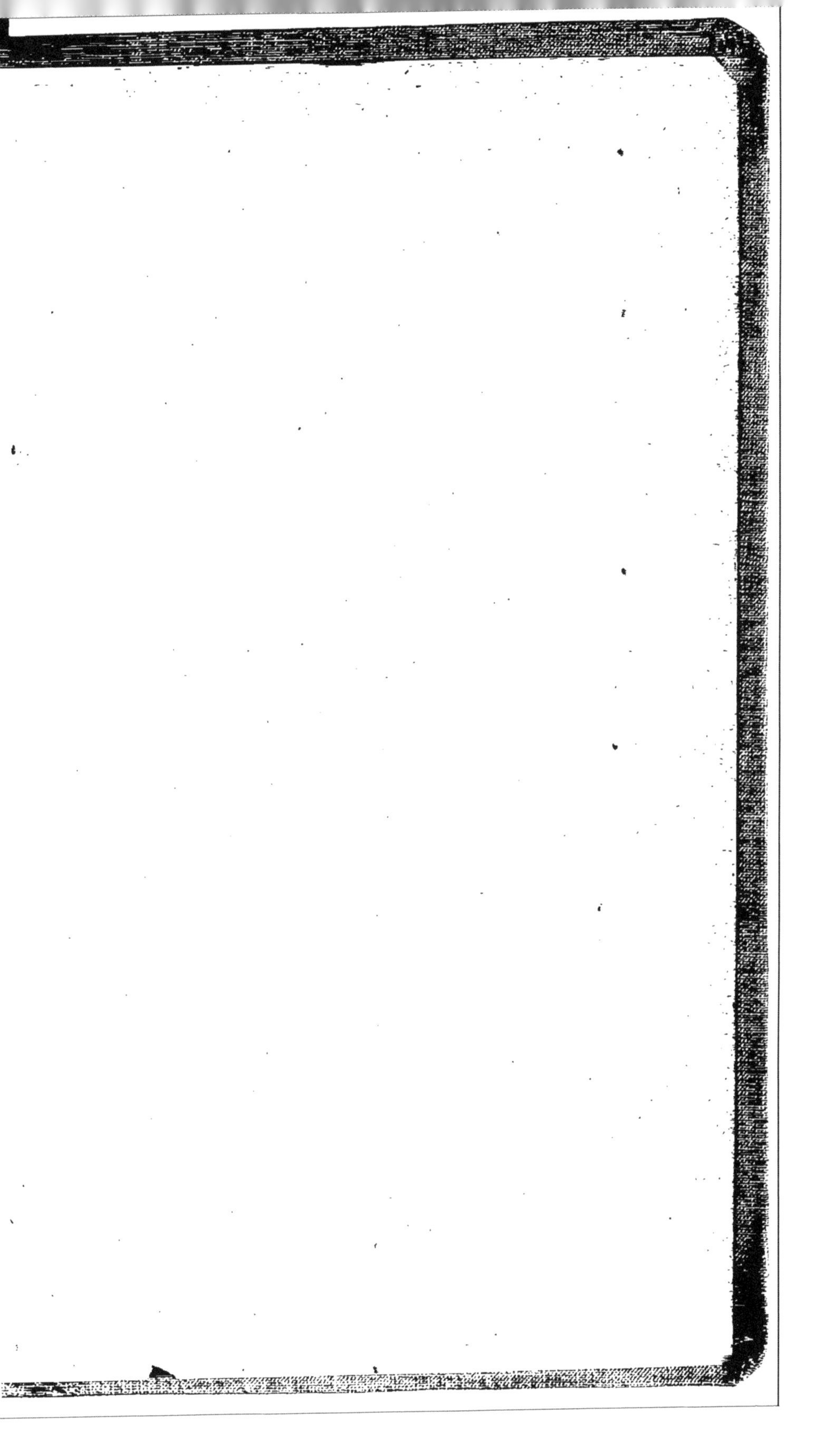

www.ingramcontent.com/pod-product-compliance
Ingram Content Group UK Ltd.
Pitfield, Milton Keynes, MK11 3LW, UK
UKHW020439200726
13857UKWH00002B/483

9 782011 772916